Passaporte Vida Saudável

Passaporte Vida Saudável

O Caminho para transformar suas metas de Saúde e Sucesso em Realidade

Cleide Stabile

Publisher Cleide Stabile
Editora CS Editora

Revisão Cláudio J. V. Rodrigues
Segunda Edição

1ª reimpressão

Stabile, Cleide – Passaporte Vída Saudável 2022

1 - Vida Saudável. 2 - Saúde. 3 - Bem-Estar.
4 - Persistência. 5 - Sucesso. 6 – Metas. 7- Hábitos

Não ficção > Saúde e boa forma > Geral
Não ficção > Saúde e boa forma > Vida saudável

ISBN: 9798831766097

2037 Hempel Ave
Gotha, FL 34734
United States

+1 (407) 683-5644
healthy.consultant@cshealthier.com
www.instagram.com/cleidestabile
www. cshealthier.com

PREFÁCIO

Em um mundo em que a "falta de tempo" se tornou a razão pela qual as pessoas não se cuidam, Cleide Stabile nos ajuda a usar o nosso tempo ao nosso favor, priorizando ferramentas chaves para o nosso cuidado diário.

Cleide é sinônimo de disciplina e determinação, de planejamento e ação, de alimentação saudável e bem-estar, de qualidade de vida e escolhas, e o mais importante: exemplo de dependência total de Deus em cada projeto executado. E não é à toa que, em seu segundo livro, podemos aprender a importância de estarmos "bem cuidados" espiritualmente, fisicamente e emocionalmente.

Em quase uma década de amizade, pude conhecer, de perto, a alimentação balanceada (e deliciosa) da Cleide, que fazia a sua própria alimentação, quando se preparava para competições de fisiculturismo, que mais tarde se tornaria a sua marca registrada em uma empresa em que tive a honra de ser a sua sócia, produzindo centenas de refeições saudáveis semanalmente para toda comunidade brasileira, hispana e americana.

Além de perfeccionista, Cleide ama o que faz. Pude conhecer o coração de uma mulher guerreira que saiu do Brasil e fez história nos Estados Unidos. A mesma menina que orava e se preparava antes de subir em um palco, era a mesma mulher que trazia para casa troféus que só foram resultado do seu esforço.

Hoje, Cleide não traz somente a experiência dos palcos, do sucesso, da beleza feminina e da liderança, mas traz também o seu tempero único, a sua maneira artesanal e especial de cozinhar, a fé e conexão direta com Deus, e o estado emocional íntegro de uma pessoa que ama o dom que recebeu.

O mais bonito deste livro é ver que Cleide não só aceitou o propósito de vida que recebeu dEle, mas que se dedica em ajudar as pessoas do mundo inteiro através do seu testemunho e experiência de vida.

Dou graças a Deus por conhecer Cleide tão de perto, e poder caminhar ao seu lado. Fico feliz por cada pessoa que poderá conhecer a Cleide através deste livro, aprendendo e pondo em prática toda essa experiência.

Que você seja uma dessas pessoas alcançadas e libertas de hábitos, pensamentos e convicções erradas que levamos ao longo da vida. Muito orgulho de ver o coração de Cleide Stabile retratado em palavras, frases, parágrafos, textos e páginas.

Uma história linda que ultrapassou fronteiras e se transformou em livro, em propósito e em exemplo de vida!

Welcome, enjoy it!

Sandina Zerlotini

Foi com grande alegria e emoção que recebi o convite para prefaciar "Passaporte para Uma Vida Saudável: O Caminho Para Transformar Suas Metas de Saúde e Sucesso em Realidade".

Asseguro que esta compilação de exemplos reais e recomendações práticas representará uma contribuição significativa para a construção e/ou realização de muitos sonhos dentro de cada um que embarcar nessa deliciosa leitura.

É sabido que nós seres humanos viemos conquistando nos dias de hoje, em uma velocidade super-rápida, muito mais do que éramos capazes de conquistar durante todo o tempo evolutivo da civilização.

Contudo, algumas formas de alcance dos nossos objetivos se perderam por não apresentarem efetividade na aplicação.

As perspectivas de disciplina e sucesso trazidas por esta obra são extremamente mais amplas e completas do que quaisquer outras publicadas sobre o assunto, tendo em vista que a formação e experiência da autora tem a generosidade de enriquecer sua vivência, pois, com o mérito de tão jovem ter iniciado a vida profissional em uma área extremamente competitiva, Cleide Stabile oferece, nas páginas que seguem, uma dimensão autêntica sobre marcos embasados em vivências reais e técnicas step by step pertinentes ao leitor que deseja cuidar de sua saúde e alcançar o sucesso partindo de um lugar de decisão, conexão com Deus e disciplina.

As análises aqui contextualizadas a partir de vários pontos desafiadores para nós humanos é um diferencial, que impulsiona a construções de novas perspectivas, horizontes e realidades. E, para isso a autora preparou uma surpresa a você caro leitor.

Por estas razões, entre outras que se efetivam no conteúdo didático, surpreso e instigante deste livro, é com orgulho e grata satisfação que apresento e recomendo esta obra. Desejo uma boa e prática leitura a todos.

Verusca Miranda

Eu te convido a ler este trabalho lindo que a Cleide Stabile idealizou.

Você vai se encantar com o modelo apresentado nesse livro sobre encarar os desafios diários e superá-los, transformando-os em resultados.

Esta leitura vai te mostrar que vida saudável vai muito além de forma física...

A escritora, que tem um grande diferencial por sua ousadia, determinação, fé e empreendedorismo, te leva a refletir, com seu rico método de autoestima, que nessa vida, podemos tudo, basta a gente querer e acreditar!

Entretanto, para esse querer funcionar, algumas coisas importantes precisamos alimentar todos os dias como: FÉ, CORAGEM, TRABALHO, FOCO, PERSEVERANÇA, DECISÃO, AMOR...

O livro vai te ensinar que, juntando tudo isso e aplicando com seriedade e determinação, pode te mostrar o caminho para uma vida saudável de sucesso.

Essa é a proposta da autora e também idealizadora da empresa CleiDiva Meals e do programa de emagrecimento saudável CS Healthier.

Cláudio J. V. Rodrigues

Quando o nosso coração é abençoado pela luz de Deus, a nossa vida está sempre iluminada e os nossos passos são sempre guiados para o caminho do bem.

Cleide, você me ensinou... Deus é amor, é paz, é força. Confiar a minha vida ao Senhor e ele nunca me abandonará. Que deveria alimentar a minha fé, e o meu coração nunca será tomado pelo desespero, por mais difíceis que sejam os desafios que apareçam no percurso.

Quem planta Deus no coração, aprende a semear a bondade, a humildade, a paciência e a compaixão. Amar a Deus acima de todas as coisas, e esse amor voltará para a sua vida, e assim será capaz de amar ao próximo.

É o amor de Deus que nos une no mundo. É só o amor de Deus que é capaz de combater o mal em nós e em tudo que nos cerca. Ter fé em Deus, ter Deus no seu coração

Gratidão por ter me colocado no Caminho de Deus e aceitar Jesus!

Dou-te graças, porque me respondeste e foste a minha salvação.

Salmo 118:21

Luciana Eliseu

Me indicaram a Cleide quando, para apresentar meu décimo Band Folia, senti necessidade de emagrecer alguns quilos.

De cara pensei: "lá vou eu sofrer com dieta", mas, ok, já que, na minha cabeça, o preço de ficar magra era comer pouco e mal.

Conformada, entrei em contato com ela e encomendei um plano. No papo já senti diferença. Já percebi que ela não tratava comida como "veneno".

Falava de qualidade dos alimentos com carinho e falava também de qualidade de vida, reeducação alimentar e de como podemos comer pratos saudáveis e saborosos ao mesmo tempo.

Topei desconfiada. Até receber os pratos.

Vi ali que o que faz bem pode ser sim gostoso. E, mais do que isso: conheci uma outra relação com os alimentos. Tudo graças a alguém que sabe que uma dieta equilibrada é extremamente benéfica para a nossa saúde física, mental e emocional.

Alguém que entende que uma boa alimentação vai muito além da comida. Trata-se de um estilo de vida que inclui cuidado com os pensamentos, atitudes e até como controlamos o nosso tempo. Obrigada por tantos ensinamentos, Cleide!

E parabéns por trazer para esse livro insights incríveis e experiências valiosíssimas que, tenho certeza, vão ajudar tanta gente!

Patricia Maldonado, jornalista

Cleide, tive a chance de ler seu livro e conhecer parte da sua história.

Li o seu livro numa fase que eu precisava de forças para continuar e me deparei com uma mulher guerreira.

Cleide conheci sua história e me emocionei com suas batalhas.

Você é diferenciada, tem luz no olhar e abala tudo quando pisa o chão ao mesmo tempo que acalma com sua ternura e vence com sua paciência.

Achei que eu iria ler um livro com dicas de emagrecimento, qualidade de vida e nutrição e encontrei muito mais do que isso, uma inspiração, uma mulher que nos faz ter esperança e resgatar a fé.

Obrigada por tanto.

Gabriela Colferai

Agradecimentos

Em primeiro lugar, sempre será para Ele, a Deus, que pela Sua misericórdia e graça me alcançou... A Ele por Ele, a minha maior gratidão.

Gratidão por todas as lutas e fases da minha vida. Foram alicerces para essa longa jornada que tenho vivido e construído: a minha família.

Ao meu marido lindo, rs, meu companheiro, meu amor, minha benção, promessa de Deus: Vincent Stabile.

À minha amadinha linda, pastora Celina Reis, meu anjo que Deus enviou pra cuidar de mim, que me apresentou a esse Deus de Amor que tudo transforma, que tudo faz novo. Louvo muito a Deus pela vida dela, e amo muito. E também à minha amada pastora Marisa Soares, outro anjo enviado por Ele para cuidar de mim. A minha gratidão não cabe em palavras por essas pessoas que vivem o que pregam e pregam o que vivem. São verdadeiros adoradores. E ensinam o que é viver o verdadeiro evangelho. Sou muito grata a Deus e a todos os meus pastores por tantos ensinamentos, por ter sido discipulada por esses anjos em forma de pastores que estão sempre em constante vigilância, me cobrindo de orações e clamando sem cessar.

À minha querida e eterna madrinha, parceira da vida toda na área de seguros e na vida: Jandira Barbosa. Gratidão eterna por aquele ato de confiança depositado em mim, que nunca irei esquecer... Todo o meu respeito, admiração, amor e gratidão. Louvo a Deus por sua vida.

À minha amiga Sandina, amiga leal e parceira, que esteve muito do meu lado aqui em Orlando.

Aos meus clientes, amigos, parceiros e leitores que, de certa forma, estão fazendo com que esse livro alcance muitas pessoas que precisam seguir o método e pôr em prática em suas vidas.

Cleide Stabile

Sumário

Passaporte Vida Saudável: O Caminho Para Transformar Suas Metas de Saúde e Sucesso em Realidade.

Caro leitor(a),

Você acabou de receber o seu passaporte para uma vida saudável. Estou muito feliz por você ter tomado essa decisão.

Esse passaporte te dará acesso a um grupo de pessoas extremamente seletas que estão em busca de transformar as suas metas de saúde e sucesso em realidade.

Parabéns!!!!

Quando eu comecei a escrever este livro o meu objetivo era falar de saúde, mas resolvi também compartilhar os bastidores de conquistas e quedas.

Por um simples motivo: em vários momentos eu tinha tudo para desalinhar a minha saúde, tanto em momentos de conquistas quanto nos momentos de quedas.

Um desalinhamento que poderia ter um impacto direto no meu corpo, nas minhas emoções e na minha qualidade de vida.

Eu posso dizer que foi exatamente manter esse pilar cada vez mais forte e alinhado que fez com que as coisas fossem diferentes.

Esse livro foi organizado através de algumas histórias (exemplos reais), recomendações práticas(método) e um manual que te guiará no caminho para transformar a suas metas de saúde e vida em realidade.

Esse livro não é um livro comum.

Por isso, não espere por conselhos que provavelmente você já esteja acostumado(a) a ouvir.

Mas acredito que deve ser por esse motivo que você escolheu ler esse livro. Você quer algo diferente, algo novo, algo que possa finalmente te ajudar a alcançar a saúde e o sucesso que você deseja.

A boa notícia é que você encontrou.

Preste muita atenção no que eu tenho para compartilhar com você com essas duas palavras: Saúde e Sucesso.

SAÚDE E SUCESSO.

Porque existem pessoas que alcançam sucesso, mas não têm saúde. E outras, até têm uma boa saúde, mas não conseguem transformar isso em realizações.

Você já parou para analisar isso?

Talvez você seja do grupo que se sinta realizado, com sucesso, mas, por outro lado, a sua saúde pode ter ficado de lado.

E pode ser que você seja uma pessoa com saúde, mas com poucas conquistas. Na verdade, não tem como eu saber sobre isso.

Mas isso não importa muito agora. O que realmente importa é que você tomou a decisão de estar aqui comigo. Você tomou a decisão de alinhar esse caminho em sua vida.

Mas será que é possível ter saúde e sucesso ao mesmo tempo?

Vou deixar para você me responder essa questão ao final dessa jornada.

Eu começo a escrever esse livro em um momento da minha vida onde a minha agenda está completamente tomada.

Empresas diferentes para cuidar, novos projetos para acompanhar, novas áreas para aprender e muitas decisões a serem tomadas.

E mesmo com tudo isso, eu decidi que esse seria o momento perfeito para compartilhar os segredos que eu descobri ao longo dos últimos anos.

Por quê?

Eu quero provar que é possível fazer mais com bem menos esforço, quando você aprende a treinar a sua mente para fazer o que é o melhor para você.

Deixa-me te explicar isso melhor.

Como eu mencionei no início dessa leitura, quando eu comecei a planejar um livro, o meu desejo era ensinar as pessoas como ter uma vida saudável.

Uma das coisas que você vai descobrir é que esse desejo de ensinar as pessoas como ter uma vida saudável foi o que fez eu me jogar de corpo e alma em um dos meus principais projetos hoje.

Eu percebi que o mesmo segredo que eu uso para cuidar da minha saúde, também funcionou para a minha construção empresarial.

Você vai entender melhor o que estou querendo dizer conforme for avançando.

Descobri nessa caminhada, que essa é uma das metas mais procuradas em todo o mundo nos dias de hoje: ficar bem na balança, com a saúde em dia e se sentir realizado profissionalmente.

Esse livro vai te ensinar os princípios que podem te treinar emocionalmente para fazer o que precisa ser feito.

Eu disse no começo desse livro, que você não irá ouvir qualquer conselho. Por esse motivo, é importante você estar abert(o)a a receber o que tenho para te passar.

Esse passaporte pode levar a lugares incríveis, mas isso só vai acontecer se você estiver preparada.

A jornada que vamos ter a partir de agora é o ponto inicial para transformar as suas metas de saúde e sucesso em realidade.

Vamos em frente?

Os 3 Tipos de Comportamentos Que Definem Boa Parte das Suas Decisões.

O que eu vou compartilhar com você nessa parte da jornada é algo que possa te causar um incômodo.

Mas talvez seja necessário.

O que você vai descobrir durante a nossa próxima conversa pode trazer pensamentos e a consciência de comportamentos e atitudes que talvez necessitem de atenção.

Quando falamos sobre saúde, muitas pessoas preferem não se manifestar. Até tem a consciência de que precisa dar atenção. Talvez você seja essa pessoa, ou não.

Eu gosto de dizer que existem três tipos de pessoas quando o assunto é cuidar da própria saúde.

Alguns desses perfis de pessoas fazem o que precisa ser feito, enquanto outros deixam esse pilar de lado.

É importante que sempre que eu falar neste livro sobre cuidar da saúde, o leitor entenda que estou falando de maneira geral (saúde física, emocional, espiritual e financeira).

Neste primeiro exemplo, vou me concentrar no cuidado com a saúde física. E conforme você for avançando poderá ver exemplos em outras áreas.

Então vamos lá... Mais uma vez eu vou pedir para você tirar um momento para analisar em qual desses grupos você faz parte hoje.

Qual será o seu perfil?

> *Perfil 01: Pessoas que acham academia uma tortura, um verdadeiro sofrimento e por isso não frequentam.*

> *Perfil 02: Pessoas que sabem da importância, frequentam, mas sofrem durante todo o tempo que estão dentro da academia. Eles fazem, mas não curtem o momento.*

> *Perfil 03: Existem aquelas pessoas que sentem extrema felicidade em praticar exercícios, treinar, colocar o corpo em movimento e esforço contínuo.*

Antes que você continue essa leitura, eu preciso te dizer que a grande meta deste livro é levar **o perfil 01 e 02 para o perfil 03.**

Uma vez que você consegue virar a chave e passa a ser a pessoa com o **perfil número 03**, você vai estar muito mais próximo de transformar suas metas de saúde e sucesso em realidade.

Não importa o quão difícil isso possa parecer para você neste momento.

Na verdade, eu gostaria que você olhasse para a palavra difícil com um novo olhar.

90% DAS PESSOAS QUE EU ME DEPAREI DURANTE A VIDA, VIVEM EVITANDO O QUE É DIFÍCIL.

Estão sempre em busca de prazeres momentâneos, confundem realizações com prazeres do dia a dia.

Você provavelmente deve saber a diferença entre prazer e realização... A questão que eu levanto é: você teve mais momentos de prazeres ou realizações até aqui?

Eu não tenho nada contra os momentos de prazer, desde que eles não se tornem uma forma de evitar fazer o que precisa ser feito.

Quando você aprende o poder de procurar fazer aquilo que parece difícil ou impossível, você está muito perto de avançar para um próximo nível e conquistar uma vida com mais realizações.

A propósito, uma das definições da palavra difícil diz mais ou menos o seguinte: algo que exige um esforço intelectual.

Esse é um dos segredos para ter uma mente que te impulsiona a fazer o que é melhor para você.

É isso que vai te ajudar a fazer o que precisa ser feito sem deixar de lado a alegria de viver.

Em outras palavras, pensar com inteligência é uma das armas mais poderosas para você vencer em todas as áreas da sua vida.

Quando eu ajudo os meus clientes no processo de emagrecimento e vida saudável, eu os ajudo a entender (intelectualmente) como analisar os alimentos, seus comportamentos e suas emoções.

Eles aprendem como identificar as "pegadinhas" nas embalagens que lhes enganam de uma maneira absurda, e que na minha visão, é completamente desonesta.

Eles aprendem a identificar comportamentos destrutivos, emoções negativas e como isso reflete em suas ações diárias.

Eu vou pedir para você prestar muita atenção no que eu vou falar agora. Se possível, anote.

> *Se você quer ser mais saudável, aprenda esta importante lição: você irá precisar de um esforço intelectual.*

ESFORÇO INTELECTUAL!

Eu descobri que a falha de muitas pessoas no processo de emagrecimento e a busca por uma vida mais saudável é exatamente tentar tomar uma decisão apenas emocional.

Entende o que estou falando?

Existe uma grande diferença na sua jornada quando você consegue tomar decisões com apoio intelectual.

Quando o seu intelecto estiver alinhado às suas decisões emocionais, grandes coisas podem acontecer.

Você irá fracassar se tentar apenas vencer na força de vontade. Talvez eu esteja pegando meio pesada agora, mas eu disse que essa conversa poderia causar um incômodo.

A verdade é essa: eu precisei ter uma construção intelectual. Eu precisei construir uma capacidade de discernimento altíssima, que poucos conseguem alcançar.

E quando eu digo que poucos conseguem alcançar, não é por ser algo muito fora da realidade, mas por falta de informação e, muitas vezes, por falta de referências.

Eu posso dizer que apesar de ter pessoas no meu caminho que fizeram questão de dificultar as coisas, eu também tive grandes referências. Tive o prazer de conhecer pessoas que pude me espelhar durante todo o processo até aqui.

> *Lembre-se: essa construção intelectual irá te ajudar em todas as áreas da sua vida, exatamente como aconteceu comigo.*

Quando eu olho para trás, eu consigo enxergar, com muita clareza, que todos os meus saltos pessoais e profissionais aconteceram em momentos de uma busca intelectual, em tentar enxergar além do óbvio.

Enxergar além do óbvio faz parte de um dos segredos dessa jornada.

O passaporte para uma vida saudável pode te levar a caminhos que fazem você duvidar de suas escolhas.

Mas se você aprender a olhar além do óbvio, essas escolhas passam a te fortalecer.

Uma vez que você toma a decisão de fazer o que precisa ser feito, no final, a conta sempre fechará.

E não se esqueça nunca...

Busque sempre estar trabalhando a favor do seu intelecto.

Se você me permitir, eu vou te contar um pouco desses bastidores no próximo capítulo.

Através de vivências reais eu vou revelar quais são as chaves que você precisa virar para ter uma vida mais saudável**... em todas as áreas da vida.**

No final dessa conversa eu desejo que você encontre uma forma de seguir alinhado(a) com seu propósito, mesmo quando o caminho estiver embaçado.

Preparado(a)?

Então vamos lá.

Bastidores do Meu Processo de Busca Intelectual.

Eu não sei você, mas em alguns momentos da minha vida eu paro e fico refletindo a minha jornada.

Isso faz parte da construção do meu intelecto. Eu sempre busco entender o que me fez chegar aonde estou hoje: quais atitudes, quais ações, quais erros e acertos... E durante esses últimos anos eu pude perceber uma coisa: a minha história pode ser a simplificação do caminho de muitas pessoas. Eu percebi que toda a minha jornada foi repleta de experiências com propósitos. Eu vou continuar falando sobre isso.

É sério, só de relembrar das experiências ao me preparar para a escrita deste livro, eu fico emocionada.

É realmente uma parte da minha vida que eu olho para mim e vejo que Deus sempre esteve por perto.

Neste momento da conversa você vai conhecer um lado meu que talvez você possa se recordar de coisas suas, boas ou ruins.

Independentemente de serem boas ou ruins, eu quero que você sinta as emoções e se permita estar presente neste momento da leitura.

Tire um intervalo... Se precisar, beba uma água. Esse pode ser um bom momento para grandes tomadas de decisões.

Eu vou começar contando os bastidores de como eu comecei a minha carreira profissional.

Como eu disse no começo dessa conversa, os mesmos segredos que eu uso para manter uma vida saudável, fez com que eu realizasse minhas metas empresariais.

Por esse motivo eu resolvi abrir esses bastidores.

Nas próximas linhas eu quero trazer o meu primeiro ato de ir além. Não sei exatamente como surgiu essa visão de tentar fazer aquilo que outros não tinham tentado.

Um dos conceitos que eu tenho de "ir além" é exatamente fazer aquilo que a grande maioria não tem coragem de fazer.

Quantas vezes você ouviu de alguém conhecido ou desconhecido que você não será capaz?

Quantas vezes você foi condicionada a aceitar coisas em sua vida por achar que deveria ser assim?

Eu vou te contar essa história da maneira mais detalhada que eu consegui. Os detalhes são importantes.

Não existe nada mais poderoso que histórias para deixar o seu intelecto com mais referências.

A história vai te ajudar a entender como aplicar o método de uma forma mais inteligente.

Fazer o que precisa ser feito com menos tempo e mais qualidade de uma forma mais leve e segura.

Preste muita atenção em cada trecho. O objetivo é que você comece a colocar o método em prática ao final dessa conversa.

Eu não estaria compartilhando esses bastidores se não fosse para um objetivo maior.

Apesar de serem coisas extremamente pessoais, espero que, de alguma forma, você encontre, nessas histórias, conexões que façam você ir além.

Agora, vamos lá... Chegou a hora de abrir os bastidores da minha história...

Algo que eu nunca imaginei que iria colocar em um livro, mas eu tenho certeza de que essa história vai impactar positivamente a sua vida.

Me conta depois, combinado?

Foi no auge dos meus 20 anos, quando decidi trabalhar para mim mesma...

Apesar de muito nova, eu já vinha de uma experiência profissional vivida em duas grandes empresas que trabalhei.

Nessa última empresa conquistei um cargo muito bom. Isso me rendeu oportunidades diferentes.

Naquela época, eu era encarregada do departamento financeiro da empresa. Fui escolhida entre 90 candidatos, justamente por causa da experiência que já tinha na área da construção civil em São Paulo.

Eu tinha muito conhecimento nessa área. Comecei na primeira empresa como auxiliar de escritório. Eu fazia até planilhas de insumos para os engenheiros. Eu sabia tudo dentro de uma construtora. Poderia me colocar em qualquer departamento que eu dava conta do recado.

Eu sempre tive esse instinto de fazer além, de querer saber o que estava a minha volta, de aprender, ter o conhecimento...

E foi por essa experiência que eu tinha na área, que fui selecionada entre 90 candidatos para a vaga na segunda construtora que trabalhei.

Na maioria eram homens, e todos muito graduados. Eu era nova e mulher. Nem esperava, sinceramente, que entraria naquela grande construtora, na época.

Se você for mulher, vai entender melhor o que estou dizendo.

A minha experiência anterior foi a grande chave para eu ser a escolhida. Lembro que na entrevista final com a diretora (seria com ela diretamente o trabalho), só passou com ela eu e mais 4 candidatos. Ia ser dessa entrevista a escolha final.

Muitas coisas acontecem quando conseguimos alinhar o nosso intelecto às nossas decisões. Repare que isso não aconteceu do dia para noite.

Todos os dias com novas reflexões, ações, decisões, escolhas, eu vejo cada vez mais as coisas como elas realmente são.

Nos momentos mais marcantes da minha vida, trabalhei diretamente com os diretores da empresa e presidente. Era um cargo de confiança no departamento financeiro.

Apesar de aparentemente ser um bom emprego, eu não via possibilidade de ir além. Trabalhava muito e ganhava pouco.

Digo: pouco para o que eu sonhava realizar e ter. Eu me sentia presa, sem liberdade.

Definitivamente eu precisava ir além.

Eu trabalhava diretamente com a diretora financeira da empresa, a qual me entrevistou na seleção final da vaga, e era para ela que eu prestava contas diretamente. Acima dela, na escala hierárquica, vinha o presidente da empresa.

Era uma pessoa muito difícil e autoritária. Eu tinha que engolir "sapos". Essa situação era sufocante.

Isso me sugava, mas essa é uma outra história, rs... Eu tinha horário para entrar e sem horário para sair.

E ficava o tempo todo dentro de um escritório fechado.

Eu não me sentia realizada. Eu me sentia totalmente controlada, presa e sufocada.

Eu sabia que meu futuro não era ali.

Mas eu precisava tomar uma decisão. Eu só não imaginava o que aconteceria depois.

Com tudo o que eu fazia, eu queria mais, mas esse mais era a vontade que eu tinha de liberdade para fazer algo do meu jeito, construir algo para mim. Nunca gostei de receber ordens, cumprir regras e, principalmente, ser cobrada.

Eu fazia muito além do que eu me propunha a fazer e do que eu fui contratada para fazer.

Eu sempre fazia muito além. Então, se eu entregava o meu trabalho, não queria ser controlada e, muito menos, cobrada.

Queria eu ter o controle, mas sendo empregada eu sabia que isso não era possível.

Eu precisava ocupar os lugares que eu poderia estar. Eu decidi fazer isso e nunca mais parei.

Mas isso tudo só aconteceu quando eu tomei uma única decisão:

Mudar de vida!

Foi quando eu, definitivamente, decidi pôr em prática essa mudança.

Talvez você esteja precisando tomar essa mesma decisão. Seja bem-vinda, se for esse o caso.

Pode contar comigo além deste livro nesse novo ciclo.

Ou talvez você já tenha tomado essa decisão, mas ainda não conseguiu encontrar um caminho que te dê forças para fazer o que precisa ser feito.

Se você for essa pessoa, espero que até o final dessa leitura você esteja mais perto de encontrar esse caminho mais saudável.

Eu quero que você sinta as realizações por trás das suas decisões. Grandes oportunidades podem ser perdidas pela falta de uma única decisão.

Deixa-me te contar mais uma história.

Eu observava aquela rotina, a liberdade dela...

Era ela quem fazia o horário de trabalho dela. Não tinha aquela coisa de ficar presa dentro de um escritório como era a minha rotina.

Aquilo me despertou um interesse.

Um certo dia eu a chamei para perguntar como era aquele trabalho.

Ela me falou que trabalhava com vendas nas ruas, visitava clientes, era comissionada e tirava um bom dinheiro.

Eu fiquei encantada com tudo que ela estava me dizendo.

No mesmo momento eu me imaginei fazendo aquilo. Eu realmente me senti muito empolgada ao me imaginar vendendo.

Eu não sei explicar bem... Afinal, vender de porta em porta?

Não é o tipo de trabalho que você deseja para o seu filho, certo? Ou o tipo de coisas que as pessoas almejam por aí.

Bom, se eu puder te dar um conselho, aqui está: se seu filho quiser vender de porta em porta, deixe, e o incentive a ser o melhor.

Grandes oportunidades se abrem para quem sabe vender.

Eu me recordo que, na hora, eu perguntei para ela: *"Você me apresenta para esse seu chefe dessa empresa? Eu quero trabalhar com isso. Eu quero muito essa vida para mim. Não quero mais ficar presa em escritório".*

No mesmo nível que eu havia me empolgado, essa minha amiga conseguiu me deixar para baixo.

Ela, na hora, em tom de descrédito, me subestimando, disse para mim:

- Cleide, você?! Você não leva o menor jeito para fazer isso. Eu trabalho na rua, batendo de porta em porta. Você não tem noção do que é isso. Olha para você... Você tem um bom emprego, um cargo de confiança trabalha diretamente com os donos, você é delicada, frágil, trabalha de salto, blazer e tal... Isso não é para você! Você não leva jeito para isso. Vendedor tem que ter talento... Esse talento você não tem!

Fiquei arrasada como ela me enxergava e por não me apresentar para o tal chefe.

Comecei a me sentir envergonhada.

Uma vez eu li em um livro que me chamou atenção sobre sentir vergonha.

Lembro até hoje do exemplo que foi dado para entender melhor como a vergonha reage em nossas vidas.

A autora dizia o seguinte: "Uma professora que diz em voz alta a uma criança na sala de aula que ela não é boa o suficiente para tal atividade, na frente de outras crianças, pode despertar na criança dois sentimentos: humilhação ou vergonha".

Ela explica, depois de muitas pesquisas, que a vergonha é, de longe, a mais perigosa, pois a vergonha faz com que a criança se sinta realmente da forma como lhe foi apontada.

E acaba ficando em silêncio, paralisada. Diferente de uma humilhação.

No caso da humilhação, a criança, em algum momento, se sentiria injustiçada, responderia, ou levaria o problema para os pais, apontando ter sofrido injustiça.

Foi exatamente o que aconteceu comigo. Eu realmente acreditei que aquilo não era para mim.

Mas as coisas mudaram...

No começo, quando mais nova, esses apontamentos me deixavam com menos força de ação, mas eu aprendi a lidar com isso, e você também vai aprender.

Após um tempo, essa minha amiga me convidou para ir com ela a uma festa.

Lá estariam presentes dois clientes que ela sempre visitava. Eu fui.

Lá nessa festa, quem eu conheci?... O tal patrão dela.

Ele se aproximou de mim, entre conversas na roda, me questionando o que eu fazia profissionalmente. Eu falei, mas disse que não estava feliz, que eu queria mudar de vida. Ele, na hora, me fez uma proposta:

- Quer fazer uma experiência para entrar na minha equipe de vendas?

Daí vim descobrir que era o tal patrão dela. Ela ficou bem surpresa.

Nunca passou na cabeça dela que ele me convidaria para trabalhar com vendas.

Afinal, ela tinha um preconceito de mim, que eu não tinha talento para isso, mas essa é uma outra história, rs (mais tarde foi minha vendedora).

Mas voltando... É claro que eu aceitei, mesmo sem entender direito o que eu ia vender e como eu ia vender.

Na mesma hora, aquela adrenalina dominou o meu corpo e eu só pensava na minha liberdade, em poder fazer o meu próprio tempo e metas do que eu queria para mim.

Mas nem tudo foi um mar de rosas. Vou explicar melhor o que estou querendo dizer...

Bom, entrei na tal equipe de vendas. Era para vender seguros de carros. E eu que não sabia nem o que era uma franquia direito.

Eu achava que ia ter um treinamento, que receberia orientações antes de começar, passar por um processo e tal.

Não foi nada disso. Recebi uma tabela manual de como calcular o seguro, um "Bip" e a referência da região que era para eu ir visitar, tipo bater de porta em porta nas lojas de carros para oferecer o seguro.

Detalhe: era uma equipe muito grande. Todas eram meninas. Todas já tinham experiência e já sabiam tudo de seguros.

Então... Claro que me deram a pior área, porque nenhuma queria fazer.

E me colocaram sem experiência nenhuma para assumir o posto... Simplesmente mandaram eu ir.

Mas eu decidi que eu ia fazer. Embora sabendo que as circunstâncias e as dificuldades que eu ia enfrentar não eram bem as que eu tinha idealizado.

Mas eu decidi enfrentar e fazer. Claro que senti insegurança, medo, mas enfrentei, e fui.

Bom, eu comecei a vender, vender... e comecei também a me destacar.

Era uma área que ninguém queria fazer. Por isso, ele me convidou.

Eu tinha boa aparência, desenrolada, muito extrovertida... requisitos básicos para contratar alguém pra vendas de qualquer coisa.

Eu comecei a tomar gosto, me identificar com vendas a cada pedido que eu tirava. Era uma sensação maravilhosa...

Aquele sentimento de realização, de fechar uma venda. Para mim era uma liberação de sentimentos muito grande dentro de mim.

Até hoje eu sinto, a cada negócio que eu fecho, essa sensação maravilhosa de prazer único, de saber que fui eu que conquistei tal venda!

É indescritível!

Lembro que, por volta do terceiro ou quarto mês, eu já estava ganhando todos os prêmios de melhor vendedora de todas as áreas.

E eu comecei a ser a número 1 em vendas.

As coisas estavam realmente acontecendo.

Claro que vieram os ciúmes, as críticas, a inveja, mas isso é uma outra história, e também eu nem dava trela.

Enquanto elas falavam, eu vendia... "Não era época para eu passear nos shoppings" ... Era época de construir.

Eu tinha um propósito muito claro na minha mente.

Outro detalhe: enquanto elas comiam nos fast-foods da vida e bebiam Coca-Cola, eu carregava marmitas ou comia em casa.

Eu sempre tive o hábito de comer comida de verdade e feita em casa.

Raramente comia na rua, mas comia quando não era possível comer em casa ou carregar minha própria comida. Era muita correria.

Atendia muitas lojas, mas eu era motivo de piada entre elas, "a cafona da marmita".

Guarde bem essa parte da história...

Ela fará ainda mais sentido quando eu estiver descrevendo os grandes momentos da virada em minha vida empresarial.

Eu mal sabia que estava construindo um dos meus negócios, ao tomar a decisão, de todos os dias, ter um cuidado especial com a minha alimentação.

Bom, decidi dentro daquele mesmo ano que não mais ficaria naquele lugar. Eu já sabia tudo como funcionava, e aprendi na marra, na rua.

Passei por situações bem embaraçosas por não saber a parte técnica, no começo. Ninguém me ensinou. Eu tive que aprender sozinha, mas esses detalhes ficam para outra história, rs.

Você vai perceber até o final desta conversa, que todos os momentos de grande virada, aconteceram depois de uma decisão.

Lembre-se, estamos falando de como construir um intelecto que te dê apoio nesta jornada transformadora que você escolheu entrar.

Antes de ter acesso ao método e ao guia que vai te conduzir e apoiar depois dessa conversa, você precisa rever a sua jornada até aqui.

Voltando...

O meu maior concorrente, na época, era uma empresa muito grande, de nível nacional, com frotas de carros na rua. Era algo assim muito grande, muito distante para mim.

Foi aí que eu decidi procurar essa empresa e fazer uma proposta ousada.

Eu queria estar entre os maiores. Então eu precisava entrar para a maior operadora de seguros no Brasil, na época.

Comentei com as minhas amigas que eu iria sair e entrar na empresa tal. Riram de mim. Imagina!... Eles têm uma seleção criteriosíssima! Nem tem, lá, isso que nós fazemos aqui.

Eu respondi: "Mas eu vou entrar lá".

Desta vez eu já estava mais segura do que eu era capaz de fazer. Elas não me influenciaram com suas palavras desnecessárias.

E fui... Uma recepção linda... Uma secretária lindíssima. Eu disse para ela: *"Eu preciso falar com o dono." ... Simples assim.*

A secretária me perguntou: *"Você marcou horário?"*

"Não, não marquei, mas preciso falar com o dono", eu respondi. Eu percebi que ele estava lá e não ia sair sem ser atendida.

Ela queria me dispensar a todo custo, mas eu disse*: "Eu não tenho pressa. Eu posso esperar aqui. Vai ser rápido."*

Bater de porta em porta me ensinou a conseguir atenção das pessoas em momentos não "combinados" rsrs.

Eu persisti tanto que ela acabou indo falar com o tal dono.

Depois de muito esperar, ela me leva à sala e diz que a pessoa ia falar comigo.

Quando entrei na sala e vi quem estava me esperando, tive a minha primeira surpresa: era uma mulher, a dona, muito fina, cara de rica.

E claro que a primeira coisa que vi foi a bolsa do lado e as joias que ela usava: elegantíssimas e de muito valor, rs.

Eu disse para ela que só precisava de uma oportunidade, que tinha uma proposta para ela. Ela me olhou meio confusa.

Ficou me olhando sem entender muito o que estava acontecendo. Eu consigo lembrar até hoje de sua fisionomia.

Eu disse que só precisava de uma oportunidade. Eu não queria vínculo empregatício.

Eu só queria descarregar as minhas vendas na corretora dela. Eu pretendia fazer uma clientela de carros de luxo.

Eu iria abrir uma região nova só de carros de alto luxo para oferecer o seguro, e descarregaria lá quanto ela pudesse me repassar das comissões da corretora em cima dessas vendas.

Eu só queria ter a chance de colocar em prática esse projeto para trazer mais negócios para a corretora dela.

Eu queria fazer esse trabalho e ter onde apresentar, mas queria que fosse em uma grande empresa.

E por isso eu estava ali, porque ela era a maior e eu queria estar com os maiores.

Eu repeti: "Eu só quero uma oportunidade... O resto eu faço".

Ah, e também eu queria um carro da frota da empresa para trabalhar, porque eu estava sem carro naquele momento, e chegar nas lojas que eu iria visitar com a logo estampada no carro, seria um grande diferencial.

Eu realmente estava preparada para ter aquela conversa. Fui ousada, mas eu tinha decidido o que eu queria fazer, e fui decidida fazer esse projeto.

O resultado não poderia ser outro.

Pasmem! Ela não só me deu a oportunidade, como também saí de lá já com o carro. Nem que eu viva um milhão de anos eu nunca vou me esquecer disso.

É sério!

Foi realmente incrível esse dia.

Ela chamou o responsável na hora, me apresentou e disse: "Essa aqui é quem está trazendo um projeto maravilhoso para a empresa. Um projeto que eu nunca tive coragem de fazer. Ela me ofereceu. E tenho certeza de que será um sucesso, com a determinação que ela tem.

Dê um carro da frota para ela. Veja os detalhes aí do que ela vai precisar".

A confiança que ela depositou em mim, sem me conhecer, foi algo muito forte e, ao mesmo tempo, muito desafiador, e que eu tinha obrigação de honrar com o que ela apostou e acreditou em mim, que eu era capaz.

Ela estava acreditando mais em mim do que eu mesma.

Assim começou a construção do meu próprio negócio.

Anos depois eu estava com a minha própria corretora, incentivada por ela. Ela sabia que a minha gratidão era muito grande.

A oportunidade que ela me deu, na época, nem eu mesma acreditava. Eu saí de lá dirigindo aquele carro e pensando:

- Meu Deus!... Quanta responsabilidade!

Eu vou fazer essa confiança que ela depositou em mim, valer a pena!

E eu fiz... Fiz uma carteira invejável... Ganhava todos os prêmios de vendas. As cias me disputavam. Eu era boa nisso, rs.

Chegou um momento que eu queria mais, queria ir além, e mais uma vez eu precisei tomar uma decisão.

Eu queria montar a minha própria corretora, apesar de trabalhar para mim mesma. Eu não tinha vínculo. A carteira era minha.

Fiz um contrato de prestação de serviços... Então os clientes eram meus.

Não precisava sair de lá, mas eu estava crescendo muito.

Veio o convite para montar a corretora com uma pessoa que já tinha sido diretora dela. Essa pessoa estava em outra companhia, na época. Ela me convidou para montarmos juntas a corretora.

Confesso que eu fiquei balançada, mas não queria desapontar a pessoa que mais acreditou em mim, sem me conhecer, sem eu ter nada, nenhum cliente, nenhuma loja.

Vai chegando em alguns momentos da sua vida que suas decisões começam a ter um peso maior.

Eu não levei nada de onde eu tinha trabalhado anteriormente. Comecei do zero mesmo...

Área nova, projeto novo... Na anterior eram somente carros populares; não trabalhava com auto premium.

Eu pensava grande. Ali eu sabia que só foi um aprendizado.

Para ela, eu fui com uma ideia. Nem era um projeto direito, mas eu sabia exatamente o que eu estava fazendo.

Eu tinha decidido vencer e fazer sucesso com o ramo de seguros.

Eu tinha convicção e amor pelo que eu fazia. Eu me achei. Descobri a minha verdadeira vocação, e aquela sensação de liberdade, de trabalhar para mim mesma.

Eu fazia o meu salário. Eu tinha o controle nas mãos. Eu decidia e fazia da minha maneira.

Pois bem, eu estava naquela situação de querer montar a corretora, mas não queria desapontá-la.

Foi quando ela me chamou e disse: *"Cleide, eu conheço você muito bem. Sei que você não teria coragem de me deixar. Sei da sua gratidão. E por acreditar tanto no seu potencial, que te falo: está na hora de você ter a tua própria corretora.*

Eu falo isso com muita dor no coração, mas preciso liberar você. Você vai voar muito alto.

Saiba que você tem todo o meu apoio, mas é a sua hora e o seu momento".

Na mesma hora eu me enchi de alegria. Mais uma vez aquela mulher havia me surpreendido.

Ela faz parte do grupo de pessoas que me inspiraram, uma referência.

Foi um momento de muita emoção. Além de muita gratidão que eu tinha por ela, ela era um exemplo de caráter, de pessoa do bem e uma profissional excepcional.

Ela foi a minha maior inspiração na área. Uma pessoa de uma ética sem igual. O modelo de profissional que eu queria ser.

E daí eu parti para a minha própria corretora com essa sócia que um dia foi diretora lá.

Eu fiquei na área comercial. Eu gerava os negócios. A sócia conduzia o administrativo e o financeiro.

Construímos, juntas, uma grande e bem-sucedida carteira. E então cheguei a um patamar que anos atrás eu decidi ter. E já se passaram mais de 25 anos no ramo de seguros.

Nessa altura da conversa, você já conseguiu identificar os momentos que você precisou tomar decisões?

É importante você ir tirando dessas histórias as suas próprias experiências.

Talvez eu esteja sendo um pouco repetitiva, mas eu tenho muito orgulho de cada parte da minha história.

Algumas me emocionaram mais, outras me ensinaram mais, tudo exatamente como deveria ter sido.

Até mesmo as experiências com baixo resultado me fizeram melhor.

A próxima história pode não trazer um lado tão empolgante quanto as outras.

Passei por momentos que realmente me tiraram um curto espaço de tempo, a minha estrutura.

Teve um momento na minha vida que eu comecei a procurar por novos empreendimentos.

Depois que decidi me aventurar em uma loja de suplementos fora do Brasil, muitas coisas aconteceram.

Você vai entender melhor na próxima parte.

Agora esse ano "eu decidi" retomar com tudo, arregaçar as mangas e fazer esse projeto novo, que estou a frente, ser uma grande virada e voltar por cima para o mercado de seguros no Brasil.

Quando digo "voltar" é porque vai ser eu novamente na direção e a frente de tudo, sem estar apenas por trás dos negócios, acompanhando. Eu voltei com força total.

Eu tenho nome e prestígio nesse ramo. Isso para mim, me fortalece, me encoraja e faz aquela menina de anos atrás, que decidiu mudar de vida, descobrir nas vendas de seguros a sua maior vocação e amor por vender!

Acendeu a chama novamente...

E aquela vontade de vencer e de ter sucesso daquela menina é que me inspira, me traz a memória, a minha essência, os dons e os talentos que Deus plantou dentro de mim.

Antes eu não entendia o que era dentro de mim aquela voz que me encorajava e dizia:

- Vai... Você é capaz... Você vai conseguir...

Essa voz era Deus!

Apesar da próxima conversa ser sobre quedas e decepções, ela também contém momentos de alegria e de aprendizados.

E você vai entender o porquê.

A vida na América

O amor é uma decisão e o sofrimento também.

Sempre me perguntam em entrevistas uma palavra que me define.

Entre tantas que eu já adotei durante esses anos, sempre acabo escolhendo a palavra **PERSEVERANÇA**.

Se você pudesse escolher uma palavra que define quem você é hoje, qual seria?

Perseverança na minha visão é a habilidade que temos de cair e dar a volta por cima.

Durante toda a minha caminhada em busca de transformar as minhas metas de saúde e sucesso em realidade, eu aprendi que o processo de dar a volta por cima depois de um tombo, é uma excelente oportunidade para aprendermos com nós mesmas.

Aprendi que o fato de termos ousadia de seguir com nossas decisões, sem qualquer garantia do resultado, é o único caminho para uma vida saudável cheia de realizações.

E aprendi também que uma das coisas que precisamos ter é autorresponsabilidade, principalmente quando decidimos e partimos para ação, independente do resultado.

A minha ida para os EUA me levou, de forma muito dolorosa, a tomar uma verdadeira consciência do quanto somos responsáveis por todas as nossas ações e resultados.

Talvez isso seja meio óbvio, meio clichê, mas eu vejo muitas pessoas deixando de seguir com suas decisões, simplesmente por falta de autorresponsabilidade.

Eu não planejei vir morar nos Estados Unidos. Tudo aconteceu depois que eu investi em uma loja de suplementos, ainda morando no Brasil.

As coisas no Brasil estavam indo muito bem. Um negócio lucrativo, um relacionamento amoroso fluindo... Eu estava colhendo bons frutos.

E foi quando eu resolvi que estava na hora de expandir.

Quando escolhi expandir, eu acabei tomando algumas decisões erradas.

E quando me deparei com as consequências dessas ações e à proporção que tudo aquilo estava ganhando, não tive o privilégio de sofrer por muito tempo.

Eu definitivamente precisava assumir os resultados de minhas ações.

Hoje, diante de tudo que construí e venho construindo, percebo que viver o que eu vivi aqui nos EUA, foi uma permissão de Deus em minha vida. Você vai entender melhor sobre isso também.

Essa permissão de Deus em minha vida me permitiu viver um dos meus maiores pesadelos e, ao mesmo tempo, me permitiu encontrar um novo significado para a vida.

Percebi que precisava passar por isso para que eu pudesse viver de acordo com meu propósito e de estar aqui hoje falando com você.

Eu gostaria de falar para as pessoas que a busca para transformar metas de saúde e sucesso em realidade, fosse uma jornada sem perdas e sem frustrações, algo fácil.

Mas eu estaria mentindo.

Talvez possa existir pessoas que conseguiram transformar suas metas em realidade sem passar por algo difícil. Eu confesso que não conheço nenhuma.

Mas conheço muitas pessoas infelizes e com suas metas na gaveta por estarem cada vez mais evitando ações que possam parecer difíceis.

Está tudo bem se você for uma dessas pessoas que vivem evitando o que é difícil ou o que parece ser difícil.

Provavelmente você tem deixado suas metas na gaveta.

É uma escolha, é uma decisão. No final, você se responsabiliza por ela?

Eu precisei me responsabilizar por todas as minhas decisões, até mesmo quando fui traída. A minha estadia mais prolongada nos EUA foi depois de uma traição.

Ser traída claramente não foi uma decisão minha. Mas, se eu tivesse deixado de fazer o que precisava ser feito, depois da traição, essa sim, seria uma decisão minha.

Muitas pessoas têm receio de falar sobre suas experiências em relação à traição, como foram traídas e como se sentem em relação a isso.

O sentimento de culpa gera vergonha. Nos sentimos envergonhadas. E nós já sabemos o que a vergonha pode causar, certo?

Quando se trata de traição, sempre nos perguntamos: *"O que será que eu fiz ou deixei de fazer para merecer isso?!"*.

Por muito tempo eu evitei falar detalhes sobre essa parte da minha história. Não por vergonha, mas por achar que não fosse tão relevante.

Mas quando eu percebi que uma boa parte das pessoas que passam por isso, acabam se prejudicando em outras áreas de suas vidas, por não seguirem adiante, eu resolvi abrir um pouco desses bastidores também.

Se você já foi traído ou traída você não precisa sentir culpa e vergonha disso. Encare os fatos e tome a decisão de mudar isso em sua vida.

Agir com falta de honestidade deveria gerar vergonha na pessoa que traiu. Então, deixe com essa pessoa o fardo.

Neste caso, a maior traição não foi só a amorosa. Eu realmente havia apostado nele.

Eu visualizei de uma forma muito clara o sucesso dele.

Eu gostaria que ele sentisse a realização de construir algo, de ser um empreendedor.

Muitos homens têm problemas em ficar na sombra de grandes mulheres. Então, eu queria que ele tivesse o seu próprio negócio.

Essa foi uma decisão minha. E eu tomei essa decisão e fiz o que tinha que ser feito para tornar isso real.

Tudo aquilo que eu pego para fazer eu coloco muito amor. Com essa nova decisão não foi diferente.

Eu quero que as pessoas em minha volta, cresçam, que elas consigam tornar suas metas em realidade.

Definitivamente eu queria isso para ele. Mas, por uma permissão de Deus, as coisas foram diferentes.

No começo, a ideia era um sócio tocar a loja. Eu não precisaria morar aqui nos EUA e nem o meu ex-marido.

Íamos acompanhar, fazer levantamentos etc., mas ainda morando no Brasil. Porém, infelizmente, os planos não saíram como previsto. Houve muitos erros nesse processo: investimentos com pessoas erradas e muito mal assessorada, veio a separação, um monte de frustrações e decepções, uma atrás da outra.

E foi daí que eu decidi vir para os EUA. Eu precisava tentar recuperar o prejuízo de minhas decisões.

Perdi muito dinheiro. Ficava entre o Brasil e os EUA. E com tudo que estava acontecendo aqui nos EUA, todo o meu dinheiro indo, literalmente, para o ralo, decidi mudar essa situação: resolvi morar definitivamente por aqui.

Lembro até hoje, chegando aqui e tomando consciência de tudo que estava acontecendo.

Olhei ao meu redor e comecei a me dar conta de que estava sozinha em um outro país, sem falar a língua e sem conhecer o negócio que havia investido. Nem os nomes dos colaboradores eu sabia.

Em meio ao caos que estava vivendo, sem ter ninguém para me ajudar, em um lugar completamente diferente, fui colocando o meu intelecto para trabalhar.

Eu precisei tomar as rédeas. Todo dinheiro investido era meu... Era todo o meu trabalho.

A minha primeira atitude foi começar a tirar tudo do nome dele.

Comecei por um contador... depois bancos e aí eu fui descobrindo cada vez mais a gravidade da situação.

Eu não tive outra opção a não ser me informar e ir atrás de resolver tudo que estava para resolver.

Estoques grandes com produtos prestes a vencer, gastos e mais gastos desnecessários, boletos vencendo...

Quando eu disse que estava vendo todo o meu dinheiro indo para o ralo, não era exagero da minha parte...

Todo o meu trabalho de 25 anos estava prestes a sumir.

Todas as minhas tentativas eram em vão. O meu sentimento, na época, era de estar dando murros em pontas de faca.

Eu tinha duas opções: voltar para o Brasil para buscar me reerguer com o mercado de seguros, ou tentar me reerguer primeiramente aqui e dar a volta por cima.

Na mesma época, um grupo grande conhecido nos EUA, que vendia suplementos, me chamou. Tive uma grande proposta.

Aquele momento foi uma luz no fim do túnel. Pensei: é uma oportunidade de recuperar o que perdi... Por um tempo as coisas pareciam estar dando certo.

Mas a alegria durou pouco.

Gastei dinheiro nas reformas das lojas com as quais eu fiz parceria com esse grupo.

A parceria era eu colocar roupas fitness trazidas do Brasil e abastecer as lojas, mas antes eu tive que reformar as lojas do grupo para poder ter o espaço para colocar essas roupas.

Com esse grupo, a parceria que eu tinha visualizado quando surgiu a proposta, era, primeiramente, ter de volta o investimento que apliquei.

Até funcionou por um curto período... Parecia estar dando retorno. Porém, mais uma vez, Deus quis me mostrar que esse não era o meu negócio.

Mais uma vez... Só que por outros motivos e não por erros que eu cometi. Eu perdi tudo.

Diferente do casamento, diferente do investimento em um novo negócio nos EUA, que foram más escolhas.

Desta vez eu tinha feito a coisa certa. Era, na época, um bom negócio. E o grupo estava em ascensão e vindo com lucros muito altos.

Já tinha começado a dar algum retorno. Estava crescendo, com uma boa administração. Tinha tudo para dar certo.

Eu estava no caminho certo. Era o que eu pensava. E a tendência era só melhorar. Mas não era o que Deus queria para mim.

Os sócios brigaram. Foi uma grande confusão entre eles. Brigas na justiça, e por fim, as lojas foram fechadas.

As coisas foram se agravando. E quando eu vi, estava novamente com mais perdas e mais frustrações.

Só que desta vez eu tinha perdido tudo, tudo mesmo. Eu fiquei sem dinheiro para comer, pagar aluguel... Eu fiquei sem dinheiro para nada.

No entanto, não me dei por vencida.

E aqui eu quero que você preste muita atenção.

Eu tinha todos os motivos para desistir. Eu estava sofrendo, frustrada, dificuldades financeiras... As minhas emoções estavam abaladas.

As coisas realmente estavam complicadas.

Eu não sei se você já viveu algo assim. Talvez você esteja vivendo isso agora.

Talvez alguém próximo a você esteja assim.

Talvez você esteja precisando recomeçar agora. Não tem como eu saber sobre isso.

Mas eu posso dizer que, definitivamente, eu estava vivendo o meu pior pesadelo, meu vale da morte.

Quando eu me deparei com todas as frustrações e perdas, eu tive que fazer uma escolha: voltar para o Brasil sem nada, só com as perdas e frustrações, ou olhar para trás e ver tudo que eu tinha conquistado no Brasil e entender que eu seria capaz de dar a volta por cima aqui na América.

E foi o que eu fiz.

Eu só fiquei com uma coisa em minha cabeça: "De todas as frustrações e dores que eu já vivi, se eu consegui passar por todas elas, por que agora eu não conseguiria?"

Com tudo que tinha acontecido, essa decisão me fez ter a consciência de que trabalhar com roupas e suplementos não era o negócio que Deus queria para mim.

Eu disse para mim mesma: "Eu vou descobrir o que eu vou empreender aqui. Eu vou descobrir o que Deus quer para minha vida".

Não existia outra alternativa. Voltar para o Brasil era algo que estava fora de cogitação. Eu precisava resolver os problemas que eu arrumei.

E precisava resolver aqui.

Algo que eu notei durante esses anos, é que muitas pessoas acreditam que dar a volta por cima e ter um novo recomeço, é algo muito difícil.

Já falamos neste livro que evitar coisas difíceis não te levará ao caminho para transformar as suas metas em realidade.

Podemos concordar que dar a volta por cima pode, realmente, ser difícil. E pensar em um novo recomeço, é muito mais.

Porém, aceitar ficar no chão, não seria ainda mais difícil?

É aqui que eu reforço o quanto a autorresponsabilidade pode nos apoiar no processo de dar a volta por cima.

Todas as coisas aconteceram por uma decisão minha.

Eu precisei assumir a responsabilidade de que eu fiz um investimento em algo que eu não conhecia, em um país que eu não sabia sobre as leis e sua cultura.

Eu confiei em alguém e resolvi entregar para esse alguém o meu melhor. Foi uma decisão minha, tomei a decisão de confiar na pessoa que me traiu, que foi desleal.

Eu poderia muito bem ter voltado para o Brasil, e me arrepender de todas essas decisões. Mas eu resolvi fazer diferente, resolvi encarar tudo que tinha acontecido.

Você vai saber exatamente não somente o que eu fiz, mas vou te ensinar o passo a passo do método que eu segui para dar a volta por cima e sair de uma queda ainda mais decidida em encontrar o meu propósito.

Estamos quase chegando ao final das histórias. Espero que, de alguma forma, você tenha se conectado e encontrado algumas respostas.

Você está prestes a ter em mãos o método que eu uso para fazer o que precisa ser feito, mesmo em meio aos desafios.

Mas você precisa continuar aqui comigo. Ainda tenho uma última coisa para te contar.

Já disse algumas vezes nessa conversa e sempre vou ressaltar: ter tomado a decisão de sempre cuidar da minha saúde, foi o que me fez ter forças para me reinventar. Mas não só isso. Dessa vez as coisas foram muito além.

Depois de ter analisado toda a situação, levantei a cabeça e fiquei alguns dias procurando algumas respostas.

Tive dias difíceis, e algumas noites também. E foi quando surgiu o seguinte pensamento:

Diante da minha dificuldade própria em encontrar uma alimentação saudável nos Estados Unidos, com opções naturais e orgânicas que, naquela época, não eram tão populares como hoje, tive a ideia de abrir a CleiDiva Meals.

Vou te explicar melhor essa história.

Diante de toda situação que eu estava vivendo, resolvi, em primeiro lugar, cuidar de mim.

Sabe quando a aeromoça diz: "Em casos de emergência, coloque a máscara primeiro em você."? Foi o que eu resolvi fazer.

Durante esse tempo, buscando recuperar meu investimento, fiz algumas amizades, e uma delas é uma grande amiga, até hoje.

O nome dela é Sandi. Essa amizade que tenho tanto amor e lealdade. Sandi, para mim, foi, sem sombra de dúvidas, enviada por Deus.

Conheci ela quando eu procurava imóveis para ficar aqui nos EUA. Ela me conheceu em momentos que eu estava muito próspera financeiramente.

E do dia para noite, estava dividindo as contas com ela em sua casa.

E foi ali que eu recomecei tudo, me virando por um tempo, até encontrar uma outra forma de empreender.

Ela viu de perto as minhas perdas e quedas aqui. A sua amizade, cumplicidade, lealdade e amor comigo, foi algo muito forte, muito mesmo.

Ela me acolheu e me deu a oportunidade de morar junto com ela, mesmo sabendo que eu estava "quebrada".

Foi algo sobrenatural. Hoje eu sei que ter conhecido ela, foi Deus agindo o tempo todo.

Apesar de todas as dificuldades, e dos novos desafios nesse momento da história, preciso ressaltar que as coisas poderiam ter sido mais dolorosas, caso eu não tivesse a oportunidade de dividir esses momentos com alguém.

Ela me incentivou e me apoiou em um momento em que, recentemente, eu havia provado das consequências de uma traição e falta de lealdade.

A sua amizade é uma prova de que Deus sempre esteve comigo.

Nesse período que eu estava com a Sandi, surgiu um convite para participar de um campeonato de Divas Fitness.

A sua amizade foi necessária para que eu pudesse enfrentar o que estava prestes a acontecer.

Já havia recebido esse mesmo convite um tempo atrás, quando estava com as lojas de roupas, mas não aceitei. Só que dessa vez foi diferente. Eu já sabia que Deus estava comigo nesta minha decisão. Eu estava procurando por respostas, e sabia que participar deste campeonato poderia surgir alguma coisa.

Esse foi um desafio diferente em minha vida. E, mais uma vez, ressalto a importância das conexões.

Eu tinha tudo para não aceitar esse convite novamente.

Mas o apoio da Sandi, o amparo espiritual e emocional nas palavras da pastora Celina, me encorajando, me mostrando que eu não estava sozinha, e todos os envolvidos nesse processo, com a permissão de Deus, fez tudo ser como é hoje.

Ainda não sabia, exatamente, quais as consequências dessa decisão, mas hoje eu vejo que foi Deus mais uma vez me mostrando tudo aquilo que eu sempre pedi a Ele.

Entrar nesse campeonato foi mais uma decisão que eu precisei tomar. Eu já não tinha mais nada a perder.

Decidi que entraria nesse campeonato para ficar pelo menos entre as 5 finalistas.

De 2014 para 2015 eu participei do meu primeiro campeonato e fiquei em 2.º lugar.

Eu não acreditei quando vi que tinha alcançado o 2.º lugar. Foi realmente mais uma decisão que eu precisei me reinventar.

E no campeonato seguinte conquistei o PRIMEIRO LUGAR.

Estou contando sobre o campeonato por três razões:

1. Foi através do campeonato que eu comecei a cozinhar e vender as minhas marmitas;
2. O nome do campeonato era **DIVAS FITNESS MODEL, de onde surgiu o nome CleiDiva Meals;**
3. O resultado final foi um carimbo de Deus no meu passaporte.

E aqui entra mais uma vez o que eu falei lá no início sobre o pilar mais importante para transformar suas metas em realidade: saúde.

A sua saúde deve ser a sua prioridade. Cuidar da sua saúde é cuidar do seu maior templo, é cuidar do seu corpo.

"Ou não sabeis que o vosso corpo é o templo do Espírito Santo, que habita em vós, proveniente de Deus, e que não sois de vós mesmos?

1 Coríntios 6:16"

Já te contei algumas vezes, durante essa conversa, que, em muitos momentos, eu decidi manter sempre a minha alimentação de forma saudável.

Durante muito tempo eu sempre cozinhei a minha própria comida. É algo que eu realmente nunca abri mão.

Em outro momento eu conto de onde saiu esse hábito de sempre preparar a minha própria comida.

Conforme os negócios iam tomando conta da minha agenda, eu precisei de pessoas para me ajudar com essa questão da mão de obra.

Lembro até hoje da Cleusa... Uma pessoa incrível que trabalhou comigo e me ajudou muito por um tempo.

Ela aprendeu muitas receitinhas deliciosas. Tudo que aprendeu, entregava com muito carinho e amor.

Mas ao contrário do Brasil, aqui nos EUA é muito difícil você encontrar comidas frescas, saudáveis e saborosas.

Na época, em 2013, as coisas eram bem diferentes do que é hoje.

Realmente, manter uma alimentação aqui era bem difícil. Posso dizer que vejo a situação no Brasil, hoje, indo por esse mesmo caminho.

Com o crescimento dos fast-foods e de tantas opções industrializadas, as pessoas realmente estão tendo dificuldades de como saber se alimentar de uma forma saudável e prazerosa.

Eu não sei se você mora no Brasil ou aqui nos EUA. Seja de onde você for, eu posso te ajudar com isso. No final vou detalhar como.

Resolvi cuidar do meu corpo e da minha mente em busca de me reerguer. Manter a minha alimentação foi uma decisão.

Só que aqui nos EUA, como eu disse, era bem mais difícil. Mas não era impossível.

Dava para manter uma boa alimentação e ainda sem perder o prazer de comer.

Quando eu decidi participar do campeonato, precisei de ajuda de um treinador. Eu, realmente, precisaria dar um foco maior. Receber ajuda de profissionais, seria indispensável.

Eu não sou a favor de dietas. A não ser que você precise passar por alguma, seja lá qual for o motivo.

E sempre com acompanhamento de um profissional.
No meu caso eu recebi umas dietas bem rigorosas. Afinal, o objetivo era ser uma Diva Fitness.

Eu decidi dar o meu melhor.

E foi aí que eu comecei, através de um cardápio totalmente chato e sem graça, a construir variedades de marmitas muito saborosas.

Houve momentos em minhas dietas, que eu comia só tilápias e aspargos. Imagina comer tilápias no café da manhã?

Eu sou apaixonada e sempre amei comer ovos junto ao meu café da manhã. Porém, eu tinha tomado uma decisão...

Precisava do resultado. Então, era necessário fazer o que tinha que ser feito.

Fui autorizada pelo profissional que estava me acompanhando, a criar essas variações.

Então, já que era para comer só tilápias, eu fui alterando o preparo a cada dia.

Um dia eu colocava um tempero diferente, no outro dia eu fazia assado, no outro dia eu fazia na frigideira...

E assim, sem saber, nessas movimentações de modificar a minha própria dieta, eu fui formando a CleiDiva Meals.

Lembro que, em um dos encontros para os preparativos da competição, uma atleta estava passando mal.

Era, realmente, uma dieta muito rigorosa. E ali eu estava com as minhas marmitas.

Acabei oferecendo para essa atleta. E foi quando outras atletas viram as marmitas e começaram a perguntar.

Quando eu me dei conta, estava recebendo os seguintes comentários: "Nossa! Está muito gostoso! A minha tilápia não fica assim".

Muitas atletas começaram a falar a mesma coisa. Até que surgiu outro comentário: *"Se você fizer marmitas assim para vender eu compro de você. Assim fica fácil fazer dietas!"*

Isso ficou na minha cabeça. Eu amava cozinhar, amava fazer a minha comida. Eu fazia com muito amor. Buscar informações, estudar sobre isso...

Eu fazia isso para mim, por mim, sempre em busca de manter uma alimentação saudável e prazerosa.

E foi através das atletas que tudo começou. Elas começaram a comprar com uma certa frequência.

O boca a boca passou de amiga para amiga e assim a empresa nasceu... em casa, em meio a uma fase bem difícil, sem dinheiro, sem perspectiva, sem chão.

Aqui eu preciso reforçar que, nessa época da competição, eu precisava fazer dietas.

Porém, o que me faz ter uma vida saudável não são essas dietas e sim ter um estilo de vida saudável, comer de forma inteligente.

O meu método é focado em uma construção de um estilo de vida mais saudável.

CLEIDIVA MEALS, na época, foi uma das primeiras empresas.

Fui uma das primeiras brasileiras capaz de oferecer, a todos os seus clientes, uma alternativa à alimentação saudável, aliando comodidade, praticidade e escolha adequada de ingredientes 100% naturais e livres de aditivos químicos e, principalmente, com sabor.

Era um dos meus grandes diferenciais.

As opções de cardápio incluem combinações com baixo índice de carboidratos, sem glúten, açúcar ou lactose.

Era, realmente, algo diferente na época e, como já deu para perceber, muito saborosa.

E a empresa se especializou, logo depois, em opções de personalizados, com grandes variações a oferecer... E assim foi crescendo esse meu empreendimento.

Tenho muito orgulho da missão da CleiDiva Meals. Sei que fui inspiração para outros empresários e empresárias seguir com o mesmo nicho e oferecer soluções como essas.

Tudo começou do zero. Foi com muita dificuldade. No início, eu vendia as marmitas para juntar dinheiro para investir para a próxima entrega.

Eu realmente tive que fazer um malabarismo nessa época.

Não foi fácil... e nem é fácil. Montar um negócio e fazer dar resultado, não é fácil. Existem os erros, mas também os acertos.

> *O segredo sempre será: NÃO DESISTIR.*

Eu tinha uma certeza tão grande que estava no caminho certo, que eu segui com tudo.

E se você estiver se questionando de onde surgiu essa certeza, eu vou relatar isso daqui a pouco.

Durante a minha vida eu aprendi uma coisa muito importante e gostaria de compartilhar com você: levante sempre a sua cabeça e, nunca, jamais aceite críticas ou sugestões de pessoas que nunca tiveram coragem de fazer algo diferente.

Na caminhada em busca de nossas metas e realizações, surgirão muitas pessoas para nos criticar.

No entanto, uma boa parte delas nunca fizeram nada para ajudar... Não sabem nada da nossa história e nossas batalhas.

Em vários momentos durante a competição eu passei por provações. Não foi nada fácil. Eu não era atleta.

Estava competindo com mulheres mais novas e profissionais.

Muitas pessoas me criticaram: pessoas que moravam no Brasil e outras atletas.

Passei a acreditar que essas pessoas são enviadas para testar o nosso propósito.

No dia da competição, eu passei por certas coisas que me abateram e, por um momento, me deixei abalar. Mas foi rápido.

Foi daí que eu tirei mais força ainda e algo incrível aconteceu. Foi algo espiritual nesse momento, eu tenho certeza.

Só de lembrar eu me arrepio toda e me emociono muito.

Dois dias antes da competição eu tive um acidente. Eu caí e machuquei o meu tornozelo.

Nesse dia eu chorei, fiquei apavorada. A competição estava chegando.

Eu ajoelhada falava com Deus: *"Como eu vou competir se eu não consigo nem colocar o meu pé dentro do tênis?"*.

O salto era muito alto, a dor era grande. E uma voz firme me disse: *"Você vai competir, você vai conseguir"*.

Eu precisava resolver. Faltavam dois dias para a competição. Eu ainda não sabia como, mas eu sabia que ia competir, do jeito que eu estava.

E nesse mesmo dia eu fui à casa da pastora orar com ela. Eu lembro como se fosse hoje...

Ela disse que viu na oração que, além de participar, eu seria campeã. Confesso que dessa vez eu já nem queria mais ser a campeã.

Só de poder competir já seria incrível.

Existia a opção de tomar anti-inflamatório, mas fazer isso dois dias antes, poderia prejudicar o meu resultado. Então resolvi tomar no dia.

Não contei para ninguém o que estava acontecendo.

Não sei se foi o anti-inflamatório ou se foi a situação que passei logo quando cheguei na competição, que fez com que a dor sumisse por um momento.

Uma atleta mais nova, e muito conhecida do Brasil, resolveu, por algum motivo, que até hoje desconheço, me falar muitas coisas...

Coisas como: *"você não tinha que estar nessa competição"*, *"olha a sua idade"*, *"você até tem um corpo legal, mas você não é profissional"*, *"você não é atleta"*. Ela me falou muitas coisas desagradáveis.

Não sei se ela se sentiu ameaçada. Eu, realmente, não tenho como saber.

Só lembro que, da mesma forma que ela falava, muitas coisas se passavam em minha cabeça.

Na hora que ela falou essas coisas, estávamos no bronzeamento.

Fiquei ali sendo bronzeada e lutando de todas as formas contra os pensamentos que estavam me tirando a paz.

Foi quando eu comecei a falar para mim mesma: *"Se eu estou aqui é porque Deus falou que era para eu estar aqui. Deus disse que eu era capaz.*

Então, eu vou sim e não vou deixar nada me abater."

Lembro que, na hora de ir para o palco, eu levantei a minha cabeça, busquei toda a força que existia dentro de mim e segui na competição.

Subi no palco e desfilei com o salto alto e me senti a mais maravilhosa, a número um. A energia me dominou e naquele momento eu me sentia a melhor.

Eu só queria o meu título. Não queria mais nada. Eu sabia que aquela vida não era para mim, mas eu precisava do título.

Eu disse que teria esse título. E quando começaram a chamar as finalistas... e gritaram o meu nome, recebi o tão sonhado: ***First Place!...***

O troféu de campeã.

Sim, eu fui a primeira colocada na competição. Quando eu ouvi meu nome como First Place, eu tive a certeza de que Deus estava mandando uma resposta.

Ele me mostrou que aquele lugar era meu. Não era só o título. Deus me mostrou que, na vida, eu mereço estar no melhor lugar.

Foi inesquecível ouvir o meu nome como First Place. É como se a vida estivesse me dizendo: **"É como First Place que Deus te quer"**.

Foi o momento em que Deus disse que eu estaria em qualquer área da minha vida, no melhor lugar que eu poderia estar.

Deus me quer no melhor lugar.

Diante de tudo que tinha acontecido, isso ficou muito claro.

Ele (Deus) disse para mim: *"Me coloca na frente que eu te darei os tesouros das nações."*
Ele falou para mim através de *Isaías 45: 2,3. "Eu te darei os tesouros das nações"*.

Na minha mente era só o que vinha...

Eu irei adiante de ti, e endireitarei os caminhos tortuosos; quebrarei as portas de bronze, e despedaçarei os ferrolhos de ferro.

*Dar-te-ei os tesouros escondidos, e as riquezas
encobertas, para que saibas que eu sou o Senhor,
o Deus de Israel, que te chama pelo teu nome.*

Isaías 45: 2,3

Receber esse título foi uma confirmação para tudo que estava acontecendo.

Depois desse prêmio, eu tive a certeza de que meu novo empreendimento seria com comida saudável.

Esse título foi um carimbo de Deus no meu passaporte em busca de transformar as minhas metas de ter saúde e sucesso, em realidade.

Na hora, me passou muitas coisas na mente: as dificuldades, as pessoas me criticando, mas a mensagem de Deus bateu tão forte em mim, que a alegria e o sentimento de realização transbordavam sobre esses pensamentos.

Uma das coisas que eu aprendi, e gostaria que você também colocasse em prática, é o seguinte: não importa o que você vai fazer em sua vida... Se for fazer, faça se sentindo a melhor naquilo que você está fazendo, mesmo que talvez exista alguém melhor que você.

> *Coloque na sua cabeça que não existe alguém melhor que você. Sério, faça isso e verás o resultado incrível que essa atitude pode causar.*

Naquele dia eu desfilei me achando a Gisele Bündchen.

Eu realmente decidi brilhar e não deixar que ninguém e que nada me fizesse perder aquele momento.

Nessa mesma época, um pouco antes de saber sobre a competição, eu passei por uma experiência incrível, onde consegui me encontrar mais em Deus. Vou falar sobre isso também, como esse encontro aconteceu.

Quando toda adrenalina passou, fui buscar em Deus as respostas, uma direção e, em uma pregação, eu ouvi perfeitamente a palavra de Deus.

E veio todo um desejo no meu coração de montar algo com comida saudável, que era um sonho meu e sempre foi o meu estilo de vida.

Foi assim que eu tive a certeza.

Na vida, muitas vezes, o que falta é o posicionamento, é tomar posse daquilo que Deus já disse que é seu, é acreditar de verdade o que já foi alinhado no céu para você viver e assumir.

Se Ele (Deus) disse que eu posso, então eu posso.

Eu sei que eu posso todas as coisas naquele
(Deus) que me fortalece.

Filipenses 4:13

Imaginem só, do zero, eu comecei a fornecer pacotes de refeições personalizados para atletas; depois, para as amigas.

E o boca a boca foi funcionando: um foi falando para o outro.

Fui crescendo e quando vi minha garagem foi transformada em local para a refrigeração das comidas.

Eu já sabia o que fazer para esse empreendimento ir para frente e, o mais importante, eu já sabia como fazer para adquirir o que precisava para isso acontecer aqui nos EUA, que é mais difícil. Eu já sabia vender. Sempre fui boa em empreender, gerar dinheiro.

Eu já tinha experiência em vender e amava lidar com saúde e bem-estar. Esse era o meu estilo de vida. Só que desta vez existia um propósito maior.

É daí que vem saúde e o sucesso.

Meu empreendimento de comidas se expandiu, principalmente na parte de eventos, uma área que vem crescendo muito, se estabeleceu e tem rendido frutos.

Chegou um momento que, dentro de casa, também já não havia mais espaço. A sala estava tomada por mesas para montar as marmitas.

Resolvi, então, dar mais um passo e ir para uma cozinha industrial. Passei por 3 delas até chegar aonde estou instalada hoje.

A produção aumentou e meu negócio se firmou!

Esse é mais um dos momentos no livro que eu paro e fico refletindo... É mais uma parte que eu me emociono.

Todos nós, em algum momento, precisamos dar a volta por cima.

Uma decisão e as coisas nunca mais serão como antes.

Lembre-se sempre que por trás de uma decisão, sempre há grandes oportunidades te esperando.

Mas, não se engane: sempre haverá novos desafios.

E sempre terá uma forma de passar por eles. Acredito que os maiores desafios, nessa fase, foram na parte burocrática: licenças e certificações.

Além disso, existem as dificuldades normais de todo negócio: conseguir mão de obra qualificada, por exemplo.

Encontrar pessoas especializadas e comprometidas foi bem difícil. Sobretudo, porque meu negócio lida com a saúde dos clientes, e a comida saudável que produzimos é livre de glúten, de processados, industrializados e de agrotóxicos.

Ter pessoas certas para cozinhar foi duro e, por muito tempo, eu mesma tive que assumir o fogão até acertar um Chef responsável para assumir o meu lugar.

A excelente notícia é que depois de muito treinamento, e moldando-o do meu jeito, hoje é ele que toca a CleiDiva Meals.

Depois que o meu empreendimento de comidas se expandiu, surgiu mais um novo desafio: o CS Healthier, o programa de emagrecimento saudável e totalmente online.

Nesse programa eu ajudo pessoas a emagrecerem de forma saudável. É meu foco hoje. Estou realizando mais esse sonho.

As coisas realmente estão indo muito bem, mas não é só isso que eu gostaria de ressaltar nesta parte da história.

Tem alguns pontos que eu preciso mostrar para você antes de finalmente mostrar o passo a passo de como eu fiz para seguir firme com a minha decisão de ter uma vida com saúde e sucesso.

Depois de uma volta por cima, não são só as coisas que nunca mais voltam a ser como eram antes... Com o passaporte para uma vida saudável e, depois de um processo de adaptação, você também nunca mais será como era antes.

O processo de adaptação

Uma vez me questionaram se eu mudaria algo na minha vida.

Eu não penso muito sobre o que eu mudaria na minha vida. Não temos como mudar o que foi feito no passado.

No entanto, eu confesso que em todo o processo até aqui, a única coisa que talvez eu faria diferente seria a minha vinda para os EUA.

Eu paguei um preço muito alto por ter chegado aqui nos EUA da forma que eu cheguei.

Se você já passou um tempo longe do Brasil, em um lugar completamente diferente, uma outra cultura, vai entender melhor o que estou falando.

Sem dúvida alguma, essa parte da minha vida foi a que mais lutei para me adaptar.

Se for para falar das dificuldades e da adaptação aos EUA, eu tive todas: não conhecia ninguém, não falava a língua, não conhecia as leis e nem mesmo os funcionários que eu tinha na minha própria loja de suplementos que eu tinha investido. Só deu certo conhecê-los aqui, porque meu ex-marido lidava com a parte administrativa. Com a separação, eu tive que vir assumir a loja.

Esse foi um período bem difícil para mim. Olhando hoje, eu sei que tudo tinha um propósito muito maior.

Tudo que eu passei nessa transição: decepções, frustrações e grandes perdas financeiras, serviram para me fortalecer e me ensinar.

Hoje eu entendo e, mais para frente, vocês entenderão... Vou falar como eu consegui manter o meu propósito... Hoje eu entendo com muita clareza.

Empreender e morar em outro país requer um planejamento muito bem estruturado, estar bem assessorado, muito consciente e certo dessa decisão, porque é tudo muito diferente.

Ver como turista, parece ser tudo lindo aos olhos, mas morar, trabalhar e ter a vivência diária, nem tudo tem essa magia toda.

Eu aprendi que é bem diferente passar perrengue no nosso país, com a nossa cultura, com a nossa língua, com as nossas leis e, principalmente, ter o apoio da nossa família.

Se você estiver pensando em vir para os EUA, posso te dar alguns conselhos?

Não tome a decisão sem antes analisar e planejar todos os pontos e, principalmente, contratar uma assessoria especializada para qualquer negócio que você vá montar ou pensar em idealizar. Além disso, quando você não conhece as leis, não fala a língua e cai nas mãos erradas, é muito complicado...

E dinheiro não aceita desaforo... Uma hora acaba.

Preciso confessar para você: talvez essas coisas eu teria feito diferente.

Mas a minha maior dificuldade, depois que resolvi ficar de vez, foi a questão do visto e a adaptação a um novo estilo de vida: aqui, a gente tem que fazer tudo, desde limpar a casa até colocar combustível no carro.

Eu tinha tudo nas mãos no Brasil, muito conforto. E também tive muita saudade da família, mas decidi ficar.

Eu preciso que você entenda isso...

É muito difícil sair da zona de conforto.

Eu vi de perto muitas pessoas desistindo dos seus sonhos, porque não conseguiram se adaptar.

O problema é que se você não tiver uma estratégia, ou seja, um método, é muito difícil resistir às dificuldades.

Aprendi que, nesses momentos, você precisa de algo a mais, você precisa de uma referência.

Seja qual for a sua meta de saúde ou de sucesso, você precisa de um método que te dê um apoio em sua jornada.

Está fazendo sentido para você?

A todo momento, enquanto você continuar seguindo com suas metas, novas decisões precisarão ser tomadas.

Você não pode simplesmente tentar vencer pela força de vontade. É preciso um plano de ação muito claro.

Assim, mesmo em situações como as que eu passei aqui nos EUA, e outras que surgirão durante todo o processo, você continuará seguindo com a sua decisão de transformar as suas metas em realidade, assim como eu fiz e faço até hoje.

E é exatamente isso que eu quero te ajudar.

Quando você domina os pilares do método que vou te ensinar nesse livro, tudo fica mais fácil. Tudo fica mais simples de ser seguido.

Se você seguiu as minhas orientações e esteve presente nesta leitura, já deve ter criado pontos de conexão. Só de você estar aqui, lendo, e se entregando a uma experiência nova, você já tomou uma decisão. Agora o seu grande desafio será continuar seguindo com essa decisão.

A última história desse livro foi o momento mais revelador para mim. Você vai entender o que estou dizendo. Mas antes, continue aqui comigo.

Ainda preciso da sua atenção em mais alguns pontos.

Um novo negócio

Diante das minhas dificuldades e experiências já vividas por aqui, vi a possibilidade de realizar um grande sonho, abrindo um novo negócio aqui nos Estados Unidos, diferente do que eu fazia no Brasil.

Primeiro veio a alimentação saudável com a CleiDiva Meals e, na sequência, o programa de emagrecimento saudável on-line, o CS Healthier Lifestyle Program.

Você terá a oportunidade de saber mais detalhes sobre o meu programa novo.

O que eu quero que você saiba aqui, é que eu idealizei tudo isso lá atrás, nas dificuldades que eu tinha para manter o meu estilo de vida saudável.

Hoje, eu diria que, para se sobressair ou alcançar o reconhecimento em qualquer campo, não há uma fórmula mágica.

O que eu acredito é que quando você decide fazer alguma coisa, especialmente, investir em um novo negócio, primeiro escolha o que você ama fazer e não o que dizem que dá dinheiro.

Foque as suas energias naquilo. Trabalhe muito, faça com excelência e carinho, como se estivesse fazendo para você ou para alguém que você ama muito

Tudo que você faz com muito trabalho, dedicação, amor e excelência não tem como dar errado.

O reconhecimento vem.

Preste muita atenção neste trecho:

> *Não existe fórmula mágica. E de fato, não existe. Mas eu posso garantir que existe um caminho mais seguro para seguir.*

Isso foi o que me motivou a escrever este livro.

Eu gostaria de ter sido orientada. Se alguém tivesse feito por mim o que eu estou fazendo por você neste livro, a minha jornada teria sido mais tranquila.

Mas tudo acontece por um motivo. Acredito que era necessário tudo o que eu vivi, para que a minha história te ajudasse.

Quando você estiver lendo o primeiro pilar do meu método, lembre-se disso: É preciso visualizar diariamente o que você deseja, para que você tenha ânimo para fazer o que precisa ser feito.

Pronto, fechei os últimos pontos.

E chegou o momento da última e a mais importante de todas as histórias que eu compartilhei até aqui...

Um Encontro Genuíno com essa Luz que sempre me guiou e me fez forte.

Era Jesus o tempo todo, com seus exércitos de anjos.

Em meio a tantas mudanças e novos desafios, o único momento que eu me senti sozinha foi quando eu realmente me vi sem nada.

Mas foi rápido. No fundo, eu sempre soube que Ele (Deus), sempre esteve comigo. Inclusive, naquele momento tudo era da permissão Dele (Deus). Eu sentia isso de uma forma muito clara.

Mas uma nova decisão precisou ser tomada. Eu nunca imaginei que o que eu já sentia e vivia por Ele, seria ainda maior.

Com essa nova decisão e sabendo que surgiria um novo recomeço, eu entendi que eu não seria mais a mesma mulher.

Entre todas as fases que vivi, a mulher que eu passei a ser, depois desta nova decisão, sem dúvidas foi a mulher que eu sempre imaginei que um dia eu seria.

Eu vou te contar o porquê...

Era o ano de 2015, e, já morando aqui na Flórida, entre Miami e Orlando, mais para Miami que Orlando, eu tinha a parceria com o grupo forte que eu já te falei, lá na época de suplementos.

Minha missão com a parceria era colocar roupas para moda fitness do Brasil dentro dessas lojas. E como Miami tinha uma melhor saída de roupas, eu decidi morar para lá, mas o negócio comigo era em Orlando. Deus tinha um propósito para mim em Orlando.

Eu, como estava muito acostumada à cidade grande e a ter tudo, cismei que eu ia morar em Miami. Cheguei a morar por um tempo, mas nada deu certo por lá.

Então resolvi voltar para Orlando.

E foi quando apareceu um anjo em forma de pastora, (pastora Celina Reis), exatamente no momento que ela foi na minha casa procurar por minha amiga que morávamos juntas, na época.

Mas minha amiga não estava em casa. A pastora foi embora e retornou por umas 4 vezes para procurar essa minha amiga, mas ela não chegava.

Foi aí que perguntei à pastora se eu podia ajudá-la, porque eu vi que deveria ser muito importante. Ela já estava indo pela 4 vez procurar, mas minha amiga nunca estava em casa.

Foi aí que fiquei sabendo que ela era pastora e cantora gospel. Ela estava precisando traduzir uma música que ia levar no culto daquela noite.

Eu na mesma hora disse a ela: *"A senhora é pastora? Vai a um culto? Me leva?!"*

Ela parou, olhou para mim e perguntou:
- Quem é você? E por que está tão triste?

Ela não sabia, mas Deus marcou aquele "encontro". Depois ela teve esse discernimento.

Eu comecei a falar que estava passando um momento muito difícil. E de fato, estava. Foi uma fase extremamente difícil que passei. Eu estava atravessando o meu pior deserto!

Sem dinheiro, sem visão de como eu sairia dessa situação... Eu sabia que ia sair, mas ainda não sabia como.

E naquela noite ela me levou naquele culto e pregou uma palavra tremenda! Segurando minhas mãos, cantando, ela dizia para mim:

- Não temas. Deus é contigo! Ele está dizendo: "Eu irei adiante de ti, e endireitarei os caminhos tortos; quebrarei as portas de bronze e despedaçarei os ferrolhos de ferro. E te darei os tesouros das escuridades e as riquezas encobertas, para que possas saber que eu sou o Senhor, o Deus de Israel, que te chama pelo teu nome."

Isaias 45:2 e 3 (esse é o texto que Deus falou comigo e mudou minha vida)

Naquele momento eu me ajoelhei... Chorei muito... Foi uma entrega total. Eu renunciei. Eu me deixei ser tomada por uma força e uma luz que nunca imaginara que ela existia de verdade.

E eu disse aos prantos:
- Me perdoa Senhor! Me perdoa...

- Me perdoa Senhor! Me perdoa... Eis me aqui, me transforma, faz de mim segunda a tua vontade e o teu querer Senhor, eis me aqui.

Ali, naquele momento de muita emoção e entrega total, foi um agir muito grande e uma sensação indescritível que eu nunca tinha vivido ou sentido antes. Foi uma mistura de paz e, ao mesmo tempo, de acolhimento tão grande, que até hoje, é o que me faz trazer à memória sempre e o que me faz atravessar qualquer situação sabendo que eu vou ter acolhimento e a certeza de que Ele é comigo. Hoje eu sei quem é Ele.

E ali eu tomei a decisão que não mais seria eu, mas que seria Deus em mim.

Eu tomei a decisão, ou melhor, eu dei o controle da minha vida a Ele, porque até ali Ele tinha permitido ser do meu jeito.

E daquele momento em diante, a decisão de tudo em minha vida viria Dele primeiro, do jeito Dele e como Ele tinha alinhado no céu que fosse.

Eu fiz esse compromisso com Deus: de honrar e obedecer o que Ele determinou para a minha vida.

Daí começou um grande processo de transformação na minha vida. Eu literalmente recomecei do zero. Eu já tinha perdido tudo. Eu estava passando pelo meu "vale da morte" diante de frustrações, decepções e a consequência de tantas perdas que vieram depois de uma separação traumática, investimento errado e negócios com pessoas erradas.

Mas naquela noite eu me senti cheia de uma luz tão grande, que mesmo atravessando aquele vale, eu me senti leve e feliz.

E assim começou a minha caminhada com Jesus. Passei a conhecer verdadeiramente quem Ele é. E hoje eu entendo que tudo foi permissão Dele eu passar pelo processo por completo e tudo se fazer novo em mim e à minha volta.

Hoje, olhando para trás, eu sei que essa força e essa luz sempre foi Jesus

"Conhecereis a verdade, e a verdade vos libertará."

João 8:32

Aprendi que, nesses momentos, você precisa de algo a mais. Você precisa de uma referência. Essa referência, para mim, sempre foi Ele (Deus).

Posso te falar uma coisa?

Que sensações maravilhosas estou sentindo neste momento!

Veja bem... Eu realmente nunca imaginei que fosse me expor dessa forma e nunca imaginei que me sentiria realizada em compartilhar com alguém as fases que eu compartilhei nesse livro.

Mas como tomei a decisão de entregar a minha vida a Ele (Deus), felizmente eu não tive outra opção.

Eu sei que existem milhares de pessoas que sonham com o dia em que irão se sentir realizadas em transformar suas metas de saúde e de sucesso em realidade.

Se você for uma delas, você entende que essas transformações estão por trás das decisões que você está evitando tomar?

Não é fácil!

Não foi fácil para mim. Não foi fácil montar um negócio em outro país, sem dinheiro, sem capital, sem licença, tendo que encontrar pessoas para me ajudar.

Passei por muitas fases na construção e no crescimento do CleiDiva Meals. No entanto, nenhuma delas, em nenhum momento, me fez pensar em desistir. Eu sabia que com a CleiDiva Meals eu estaria construindo algo que me levaria a um próximo nível.

E foi o que aconteceu e é o que está acontecendo enquanto escrevo esse livro. Estou cheia de novas decisões para tomar, decisões que eu já tomei, muitas coisas acontecendo, desafios novos, realizações novas...

Em breve eu conto mais detalhes sobre essa nova fase, em um outro livro... Já fica o convite.

Chegamos ao final das histórias. E como prometido, eu vou entregar **o método oficial mais um guia prático e, no final, um convite especial.**

Até aqui, eu compartilhei algumas histórias, descrevi contextos, mostrei exemplos reais e te fiz algumas recomendações durante a nossa conversa.

Agora chegou a hora de entregar as últimas peças do quebra cabeça que estão faltando para você sair dessa leitura com as decisões que você tomou durante a nossa conversa e garantir que o seu recomeço seja repleto de realizações.

Os 5 Pilares do Método

Chegamos na parte mais importante: os bastidores dos 5 pilares do nosso método. Eu vou apresentar, de uma maneira geral, cada um dos pilares, e, na sequência, irei detalhando cada um deles e como eles podem te ajudar na sua transformação completa.

Preparado (a)?

Uma das maneiras mais poderosas para cultivar a sua fé e propósito, envolve uma alimentação espiritual adequada.

Existem alguns passos importantes para você seguir nessa jornada.

A primeira coisa que você precisa entender é que a fé envolve uma alimentação diária. Isso é algo que você precisa cuidar todos os dias. A grande pergunta é: como fazer isso?

Eu vou te dar alguns conselhos práticos de como fazer isso.

01: Fé e Propósito

Meditação

Aqui está o exato passo a passo que eu sigo.

Quando eu descobri que a fé não era um sentimento e sim um conjunto de ações e decisões, eu logo busquei por saber mais e aplicar no meu dia a dia. E a primeira delas foi montar um altar.

Quando digo altar, falo de um cantinho com a Bíblia e meus estudos bíblicos, para as minhas meditações na palavra de Deus. Montei ao lado da minha cama, para que ao acordar, a minha primeira ação fosse com Ele.

Antes de qualquer coisa eu queria estar primeiro na presença Dele. Assim eu faço todos os dias. Eu sempre tive o hábito de acordar muito cedo para poder ter o meu tempo de intimidade com Ele, lendo, estudando e meditando na palavra de Deus. Não tem maneira melhor para iniciar o dia.

E dessa intimidade com Deus que eu tive a certeza do meu propósito de vida que, do céu, fora alinhado para a minha vida.

Eu amo estar na presença de Deus. Não faço nada e nem tomo nenhuma decisão sem antes escutar o que Deus tem para me dizer, antes. Tudo pode esperar: compromissos, trabalho, agenda, marido... Tudo depois... A prioridade é Deus na minha vida.

> *A primeira coisa a fazer é se organizar e incluir, como um estilo de vida, uma missão e prioridade na sua vida.*

Quando eu entendi o segredo que está em Mateus 6:33

- Buscai em primeiro lugar o reino de Deus, e a sua justiça, e todas as coisas serão acrescentadas.

Ele diz "em primeiro", ou seja, a prioridade para Ele. E logo pela manhã, dedicar a primeira hora a Ele, ser Ele a primeira prioridade do dia. E para fazer isso, se organize e faça um cantinho dedicado para esse momento de intimidade e meditação, só você e Ele.

Leia a Palavra, estude-A, ouça pregações, louvores, converse com Ele, busque, nEle, se o desejo do seu coração está alinhado com o propósito que Ele quer para a sua vida. Busque pela presença Dele, lendo e ouvindo a Sua Palavra. O Espírito Santo vai te dar sabedoria e te fazer crescer na fé.

Faça disso a sua rotina diária ao acordar e antes de se deitar. Que Deus seja seu primeiro pensamento ao acordar e seu último pensamento antes de dormir. Se apaixone por Jesus. Dê a Ele a sua prioridade.

Busque aprender mais e mais. Essa disciplina diária te trará cada vez mais conhecimento e entendimento com a Palavra. Muitas revelações, discernimento e crescimento com a presença de Deus você terá.

Outra coisa que aprendi, ao longo dessa jornada até aqui, e que talvez já tenha ficado claro através das histórias, é que Deus permite as coisas acontecerem em nossas vidas. E não cabe a nós ficar chorando por muito tempo, lamentando e perguntando o motivo das coisas estarem do jeito que estão.

Procure entender o "PARA QUÊ". Qual foi a finalidade de ter vivido essa experiência? Para que passei por certas situações? O porquê só pertence a Ele.

Aprender com os erros e ser fortalecido por eles, fará parte da sua jornada. Esse primeiro pilar vai fazer com que tudo continue fazendo sentido. Vai te guiar de forma segura ao seu propósito de vida.

Compreendeu esse primeiro pilar?

Em vários momentos durante essa conversa, eu demonstrei a minha busca por Ele, em todos os momentos, e como eu procurei ser fiel a Ele, ao que Ele queria para mim e por mim.

Feche os olhos, respire e sinta a presença Dele agora. Dê um tempo para sua mente se conectar com esse pilar.

Antes de ir para o próximo, eu gostaria que você refletisse e anotasse o que está no seu coração agora. Não pense muito. Faça isso e volte com essas anotações. Ainda temos coisas para finalizar.

Anotou?

Então, vamos lá... O próximo pilar foi, em vários momentos da minha vida, o grande divisor das minhas voltas por cima.

E é exatamente sobre esse pilar que vamos falar agora.

02: Decisão

Seja forte e corajoso. Esse sempre foi meu lema. Sempre busquei ser forte e ser corajosa diariamente, não somente em um único momento, mas estendendo no casamento, na profissão, na família ou toda e qualquer área de forma contínua.

Josué 1:9

Não fui eu que ordenei a você? Seja forte e corajoso! Não se apavore nem desanime, pois o Senhor, o seu Deus, estará com você por onde você andar".

Você tem escolhas e isso acontece a todo momento. Faço essas conexões também com o propósito de vida, para que essas escolhas sejam conscientes, saudáveis e tudo que parte da decisão de fazer. É muito importante que você tenha essa consciência, que tudo está ligado à "Decisão".

Na sua vida, é você que decide ser quem você quer ser e o que você quer fazer.

Sabe a história: melhor errar fazendo, do que ficar em cima do muro vendo a vida passar?

Eu costumo dizer que tudo na vida são consequências das nossas escolhas, sejam elas boas ou ruins. E quando se tem a certeza do propósito para nossas vidas, esse caminho fica mais claro.

Mas é necessário tomar a decisão de fazer e ter o foco no alvo que você tenha decidido alcançar, seja na área profissional, seja no familiar ou em qualquer área.

Tome a decisão de fazer e não desvie o seu foco.

Mantenha-se sempre olhando para o alvo que é o objetivo que te fez tomar a decisão de fazer.

*Quem fica observando o vento não plantará, e
quem fica olhando para as nuvens não colherá.*

Eclesiastes 11:4

Eu mostrei em vários momentos durante as minhas histórias, que tomar decisão foi crucial para alcançar as minhas metas.

Percebo que, nos dias de hoje, muitas pessoas começam a sonhar, fazer planos, mas na hora que precisa tomar uma decisão, sempre acaba faltando alguma coisa.

Sabe quando você visualiza e sente na pele o que está visualizando? Entende o que estou falando?

Quando eu trabalho a minha visualização, eu sinto entre o meu corpo e as sensações do momento visualizado.

Muitas pessoas vivem todos os dias tendo essas visualizações e sensações, mas, mesmo assim, acabam, por algum motivo, não tomando as decisões que precisam ser tomadas para um novo recomeço.

Essas pessoas acabam se distanciando de suas metas de saúde e de sucesso.

Eu não sei se você é essa pessoa ou se você conhece alguém que mostre esses sinais. De qualquer forma, a sua decisão de estar aqui e continuar, já influenciou na mudança da sua vida e na vida das pessoas em sua volta.

Se você for uma dessas pessoas, entenda que você não está mais sozinha. Eu posso te ajudar com isso. E se você conhece alguém assim, seja a luz na vida dessa pessoa.

Entregue esse passaporte para ela. Vamos, juntas, seguir com essa jornada. O próximo pilar foi algo muito presente em minha vida desde muito cedo.

Você vai lembrar de alguns exemplos que eu contei durante a nossa conversa, principalmente nos bastidores de quando eu comecei a trabalhar.

03: Atitude

Não basta decidir, não basta ter um passo inicial, se não avançar com atitude.

Quem aprende não depende.

A partir desse momento que você toma a decisão, você implementa atitudes contínuas em busca dos resultados.

Querer todo mundo quer, mas decidir e fazer por onde, poucos fazem.

A atitude é irmã íntima da decisão, rs, as duas têm que caminhar juntas sempre, porque não basta só decidir ser uma pessoa magra, tem que ter atitudes diárias de fazer o que tem que ser feito para ser magra, porque querer e decidir ser magra é fácil e todos querem, mas pagar o preço e passar pelo processo, poucos fazem.

E isso vale para qualquer área na vida: ter a atitude de fazer e fazer isso todos os dias.

Eu sei que falar de atitude é um assunto que pode incomodar. Muitas vezes, por autoproteção, acabamos negando essa falta de atitude em nós.

De uma forma consciente, você sabe que precisa tomar uma atitude, fazer uma ação diante de uma decisão. Porém, de forma inconsciente isso não acontece.

A nossa mente tem uma habilidade muito poderosa. Ela sabe exatamente como nos proteger do desconforto de enfrentar o desconhecido.

Quantas vezes você deixou de tomar uma ação depois de ter tomado uma decisão?

Isso acontece justamente como um mecanismo de defesa, que tem como objetivo te proteger e evitar com que você lide com aquilo que possa ser difícil.

O problema é que se não estamos atentos e firmes em um propósito maior, e uma visão clara, vamos aos poucos deixando de lado nossas metas de saúde e de sucesso.

Vejo muitas pessoas se entregando a pequenos prazeres para preencher a falta de realizações que um dia visualizaram e sentiram para suas vidas. É realmente preocupante alguns cenários. Uma vida não deveria ser desperdiçada deste modo.

Concorda comigo?

Percebi durante essa minha jornada até aqui, que em certos momentos da vida, passamos a criar ou permitimos certos obstáculos, que nos atrasam.

Vale ressaltar que esses obstáculos podem vir de muitas maneiras. Veja bem, no início da nossa conversa, você vai lembrar que eu falei de um péssimo conselho dado por uma amiga.

Lembra da amiga que disse que eu não serviria para ser vendedora?

Esse é um obstáculo que eu decidi deixar de lado na minha vida, de forma inconsciente. E por uma falta de discernimento intelectual, foi permitido, por mim, que aquilo fosse uma verdade.

Eu ainda era muito nova.

Mas como eu disse: eu sempre estive com Ele (Deus). Você vai lembrar também o que houve logo em seguida. Uma oportunidade nova (em forma de churrasco) para um novo recomeço.

E foi através de muita fé, propósito, decisão e muita atitude, que estou aqui entregando esse manual e revelando esses pilares que me fizeram chegar aonde eu cheguei.

Outro exemplo de obstáculos foi a minha falta de planejamento ao vir para os EUA.

Entende o que estou dizendo?

Sempre estamos, de alguma forma, propositalmente, ou não, criando e permitindo alguns obstáculos em nossas vidas.

Quais são os obstáculos que você permitiu em sua vida e quais são os obstáculos que você tem criado nos últimos anos?

Não preciso dizer que este é um momento para você refletir, anotar e, se possível, guardar com você. Vai ser importante para a sua jornada.

Quando eu entregar o seu guia oficial, você terá outras questões para responder. Assim, você completará essa jornada muito mais próximo de sentir as transformações ao realizar suas metas de saúde e de carreira.

Você já tem em mãos algo que eu gostaria de ter recebido aos meus 20 anos. Eu não pretendo ficar convencendo você de que esses pilares realmente me guiaram e me mantiveram firmes até aqui.

Esse é o seu passaporte. A decisão de dar continuidade será sua. Se tudo que falamos até aqui fez sentido para você, permita-se seguir em frente.

E se prepare para os resultados.

Nas próximas linhas vamos falar de um pilar que não é menos importante do que os outros, pelo contrário, esse pilar vai te ajudar a enfrentar qualquer obstáculo que possa surgir depois de suas atitudes e diante de suas decisões.

Qualquer atitude que você tiver em sua vida vai gerar uma consequência. Em algumas delas você vai precisar usar o próximo pilar. Esteja pronto(a) para receber os seus resultados.

04: Persistência

Conexão com a constância

Assim como a nossa mente possui mecanismos de defesa para o que parece ser difícil, ela possui ainda mais quando se trata de constância.

Ter constância é fazer o que tiver que ser feito, independente do resultado.

Muitas pessoas começam a fazer tudo ao mesmo tempo e não fazem nada, no final das contas.

Eu vi muitas pessoas deixando de fazer o que precisa ser feito por não ter uma constância.

Deve ser muito difícil para essas pessoas...

Ao começarem a fazer qualquer coisa, aos primeiros imprevistos, desanimam e não concluem, não evoluem, desistem simplesmente. Uma vida cheia de frustrações e poucas realizações.

É como eu já falei: encarar o que é difícil vai trazer algum desconforto. Porém, deixar de encarar e aceitar qualquer coisa, também vai gerar um desconforto.

São escolhas e decisões.

Quando você consegue trabalhar a constância, você tem o segredo do sucesso nas mãos. E isso não é exagero da minha parte.

Mesmo que seja preciso refazer a rota, repetir o processo, analisar por onde errou, faça, e caminhe até o final. É importante você ter esse tempo. Consulte mentores que já passaram e que entendam sua jornada.

Os imprevistos e empecilhos sempre vão surgir no meio do caminho, e isso é supernatural. O que você precisa ter é a mente programada e focada no seu objetivo: fazer o que precisa ser feito e continuar fazendo.

A base para isso vai ser sempre o equilíbrio. E a maneira que você vai encarar esses imprevistos, a grande chave está aqui: para ter sucesso em qualquer coisa que você se propor a fazer, tenha muita **PERSEVERANÇA**.

E por favor, não me entenda errado quando eu disser: "Fazer o que precisa ser feito e continuar fazendo"...

Algumas pessoas podem interpretar de uma forma errada, por esse motivo, vou me precaver e reforçar essa minha fala de uma outra forma.

Fazer o que precisa ser feito e continuar fazendo, não significa fazer de tudo sem olhar o que está acontecendo em sua volta. Não significa deixar de dar atenção a outras áreas em sua volta.

Muitas pessoas se perdem quando estão muito determinadas em focar em um rumo para dar a volta por cima. Dar a volta por cima pode ser meio solitário às vezes, e nós não nascemos para ficarmos sozinhos.

A minha conexão foi com Ele (Deus) para fazer o que tiver que fazer e continuar fazendo. Você precisa entender isso. É isso que vai garantir a oportunidade de fazer o que tiver que fazer e continuar fazendo, só que de uma forma bem mais leve e inteligente.

Isso vai te levar a lugares que você tem visualizado nos últimos tempos, começar a sentir realizações no lugar de só frustrações.

Eu não sei bem quais dos perfis que você se identificou no início dessa conversa, mas eu vou lembrar você qual era a grande meta no final das contas.

Se você fizer parte do perfil número 1 e 2, tudo que conversamos até aqui e mais o que você vai precisar fazer depois dessa conversa, é o que vai te levar a ser o perfil número 3.

Você pode até conseguir alguns resultados por um tempo se você for o perfil número 1 e 2, mas para manter o seu coração pleno e realizado você vai precisar fazer tudo que tiver que fazer com o próximo pilar.

E é sobre isso que vamos falar agora.

Sem isso, as coisas não valerão a pena.

05: Amor

Acredito ser o mais importante.

Proponha-se com amor... Em tudo que você se comprometer a fazer, faça com amor. Fazer as coisas com amor é respeitar o seu dia, a sua vida, as suas decisões e a sua jornada. É um desperdício uma ação se o amor não estiver acompanhado das suas atitudes. A conta nunca fecha.

E isso está nas coisas mais simples também.

Vai cozinhar? Faça com amor, faça com dedicação, entregue- se e resgate-se de forma íntegra. Fazer com amor, não se trata de estar bem o tempo todo. Você vai ficar triste muitas vezes, e está tudo bem.

Mas se resolver fazer mesmo triste, faça com amor, ou se dê um tempo... Às vezes dar um tempo, recuar é um ato de amor com você mesma.

É cansativo? Sim, mas com amor podemos passar pelo processo de forma mais tranquila, amena e com excelência em tudo.

O amor é DECISÃO.

Seja para com o marido, com a mulher, com o trabalho, com um negócio, com amigos, com esporte, com um projeto... seja o que for, mas faça de todo o seu coração, com todo o seu ser, com todo o seu amor, porque quando a entrega é total, e tem amor, a excelência é a certeza do resultado, de tudo que se faz quando se coloca o amor como essencial para tudo na vida.

1 Coríntios 13.1 – 8: A importância do amor

Ainda que eu fale as línguas dos homens e dos anjos, se não tiver amor, serei como o sino que ressoa ou como o prato que retine.

Cada história, exemplos, pilar que foi compartilhado até aqui, é para que você esteja preparada para lidar com as suas decisões a partir de agora. Talvez seja meio óbvio isso, mas o óbvio precisa ser dito na maioria das vezes.

Estou entregando esse passaporte, com tudo que eu revelei até aqui, com muito amor.

Eu realmente espero ter notícias suas... Saber de suas decisões e de suas realizações. Seria incrível!... De verdade!...

Se você precisar de ajuda para ir além do que esse livro te trouxe, eu posso te ajudar com isso.

No entanto, antes de saber como, veja o manual que eu preparei para você.

Esse manual prático serve como apoio, o seu último momento para refletir antes da sua nova jornada em busca de um recomeço para transformar as suas metas de saúde e sucesso em realidade.

Bora lá!?

O Manual Prático do Passaporte para a Vida Saudável

Caro leitor(a),

Chegamos no momento mais importante. É a hora de organizar todas as histórias, pilares e recomendações que eu apresentei em um plano com começo, meio e fim.

A organização deste livro foi feita baseada em um dos pilares mais poderosos que existem para garantir uma verdadeira transformação na sua vida.

É a união de histórias (exemplos), recomendações práticas (método) e um manual (guia).

E agora para dar continuidade, eu preciso te fazer uma pergunta: "Em algum momento você já ouviu ou leu sobre os 3 pilares do emagrecimento?"

01 - Alimentação
02 - Exercício
03 - Gestão do stress

Você vai lembrar que eu começo o livro buscando te orientar a entender o que de fato pode te ajudar a trabalhar na mais importante de todas: a gestão do stress.

Em outras palavras, cuidar da sua mente e espírito é um pré-requisito obrigatório para cuidar do seu corpo.

Quando as suas emoções estão controladas, fica mais fácil seguir uma rotina de exercícios. Quando você se sente bem emocionalmente, fica mais fácil escolher de maneira mais racional o que você irá colocar no seu prato.

Entende como tudo está ligado?

Quando eu ajudo mulheres na meta de tirar o seu passaporte para uma vida saudável, eu uso muito a minha história nesse processo.

O motivo é simples: toda a minha jornada é repleta de momentos que eu tinha tudo para desalinhar a minha vida espiritual e emocional. E isso teria um impacto direto com o meu corpo, saúde e qualidade de vida.

O que eu vou compartilhar com você agora, é algo que eu particularmente não gosto de falar de maneira tão direta.

Entretanto, eu decidi compartilhar isso no livro, porque eu quero uma transformação completa na sua vida.

Muitas amigas e seguidores decidem me pedir conselhos depois de olhar as minhas fotos. Elas me encontram pessoalmente e sempre perguntam: "O que você faz?".

Eu não quero parecer arrogante, ou me achar. Na verdade, pode até parecer, mas não é o que sou. Eu me sinto muito feliz com o resultado que eu alcancei hoje com a minha saúde e com o meu corpo.

Mas eu sei que não foi por acaso. Foi uma decisão.

Não foi fácil, mas foi uma decisão. O que eu quero deixar claro é que a sua meta de ter uma vida mais saudável para você e a sua família, passa, obrigatoriamente, pela meta de controlar as suas emoções, conhecer o seu estado atual.

Eu te contei sobre a minha chegada na América. Essa parte da minha história é importante para você entender que uma mudança como essa causa um impacto emocional muito forte.

Além disso, eu estava diante de opções de alimentos completamente diferentes, hábitos das pessoas próximas completamente diferentes... **Cenário perfeito para desequilibrar absolutamente tudo: mente e corpo.**

Eu vejo muitas famílias chegando na América para viver o sonho de uma vida nova. E elas alcançam por um lado. Porém, com um preço alto na balança.

Imagine uma família de um casal com 2 filhos... O marido pesava 80kg e aumentou para 100. A esposa pesava 60 e aumentou para 80. Os filhos pesavam em torno de 50, aumentaram para 60.

Estou falando de 50kg na conta da família. Além disso, o sobrepeso causa um impacto no cérebro, no coração e no corpo, de um modo geral.

Obviamente você não precisa estar na América para ter um ganho de peso assim. Mas para quem mora nos EUA, sabe que isso é muito mais fácil aqui.

Quando eu compartilhei com você a minha jornada no mundo dos seguros, eu quis falar sobre ousadia.

É preciso ousadia para mudar. É preciso ter coragem para fazer o que é mais difícil.

Eu contei sobre os momentos que eu carregava marmitas, enquanto os meus colegas viviam de fast food e Coca-Cola. Não é uma decisão fácil.

Talvez para você, nesse momento, abandonar alguns hábitos ruins, significa um grande desafio. **E de fato é.**

Mas se você decidir usar o Passaporte para uma vida saudável, tudo isso ficará muito mais fácil.

Eu não vou te dar um manual padrão para você seguir. Isso não iria funcionar.

Pelo menos, não a curto prazo. Mas eu vou te passar uma atividade muito prática, para que você seja capaz de encontrar dentro de você mesma todas as respostas.

Eu também tenho uma grande surpresa e um presente para você.

Mas vamos começar pelo manual.

01 - Eu quero que você leia novamente os bastidores da minha história e tente encontrar pontos de conexão com o seu momento.

Faça a seguinte lista:

01 - O que está te deixando frustrado(a)?

02 - O que está te irritando profundamente hoje?

03 - Qual o momento do dia que você se sente mais cansado(a)?

04 - Qual o momento do dia que você se sente mais disposto(a)?

05 - Qual o momento do dia que você fica mais faminto(a)?

06 - Qual o momento do dia que você não tem muito apetite?

07 - Como você se sente ao acordar? Qual o seu nível de energia pela manhã?

08 - Qual a sua atividade preferida hoje?

09 - Como está o seu cansaço mental?

10 - O que você tem para celebrar, de algo muito bom, que você conseguiu superar?

Essas perguntas vão te ajudar a ter uma clareza maior do seu momento atual.

Isso vai te ajudar a ativar os pilares do método na sua vida.

Lembre-se dos pilares do método:

01 - Fé e propósito
02 - Decisão
03 - Atitude
04 - Persistência
05 - Amor

Você precisa de fé (capacidade de acreditar antes de acontecer) e um propósito (meta do que você deseja alcançar).

Aqui você precisa deixar muito claro quais as suas metas na sua nova vida.

Com isso muito claro na sua mente, fica mais fácil visualizar diariamente os seus objetivos.

02 - Decisão: Quando você está diariamente visualizando o que você deseja alcançar e fazendo isso com fé (acreditando que já alcançou), fica fácil tomar as decisões do dia a dia.

Em outras palavras, as suas decisões irão sempre te conduzir em direção ao seu propósito.

É impossível tomar as decisões corretas quando não existe uma clareza de onde você deseja chegar.

E isso nos leva ao poder da atitude. Atitude consiste em manter uma postura firme, posicionar-se claramente.
Independente da situação atual, mostrar que você está sério na sua decisão.

Repare que o método trata de uma contínua confirmação do que você deseja alcançar na sua vida.

É por isso que é tão importante ter histórias que te inspiram, ter um método para basear a sua rotina e um guia prático para facilitar a execução de cada um dos passos.

Na sequência temos a persistência. Reconhecer que falhas podem acontecer na sua jornada.

Mas recomeçar é sempre o melhor caminho. Digo mais, recomeçar rápido.

E por último e não menos importante, o amor.

Tudo o que você decidir fazer, faça com amor.

Esse é o sentimento capaz de gerar o combustível da motivação contínua.

Siga cada um dos passos e será muito mais fácil ativar o seu passaporte para uma vida saudável.

Leia os bastidores da minha história e faça um registro da sua própria história.

Imagine que chegou a sua vez de escrever a sua história.

Conte o que aconteceu até hoje e escreva o que você deseja para o seu futuro.

Essa é a sua chance de assumir a responsabilidade e tomar a decisão.

Chegamos ao final desse livro.

Se você tomou a decisão de transformar as suas metas em realidade, agora você já sabe o caminho.

> *Lembre-se sempre: tudo o que você quer e deseja, está por trás daquilo que você está deixando de decidir.*

Qual será a sua decisão agora?

Talvez só ler o passaporte, ter o método em mãos, ter esse guia, não seja o suficiente para essa transformação que você procura.

Se você está aqui até agora, é nítido que está procurando e querendo mudanças em sua vida.

Pode ser que seja uma simples mudança, ou talvez você realmente esteja precisando de mudanças mais profundas.

Mais uma vez: não tem como eu saber sobre isso. Mas seja qual for o tamanho dessa mudança ou da quantidade de mudanças que você precisa enfrentar, isso só vai acontecer se você decidir.

Eu sei que eu já enfatizei isso várias vezes, eu sei disso, e também sei que vou continuar enfatizando, sabe o porquê?

Sempre quando dou palestras, muitas pessoas me questionam como eu faço para fazer o que eu faço. Como eu encontrei forças estando na América diante do cenário que eu estava?

E ao ouvir esses questionamentos com certa frequência, passei a reparar na fisionomia e busquei entender qual o real motivo desse questionamento.

Tudo o que eu compartilhei com você até aqui, eu já compartilhei em algumas palestras.

Eu comecei a notar que muitas dessas pessoas que me questionam sobre isso, sempre me perguntam esperando alguma coisa a mais.

E assim eu vejo a grande maioria das pessoas ao redor do mundo por onde eu passei, eu comecei a notar esse comportamento.

É como se as pessoas estivessem esperando uma fórmula mágica. É difícil, para algumas pessoas, entender que não existe fórmula mágica.

O problema que você tem hoje, que tem te causado dores e sofrimento, não vai deixar de existir se você não tomar uma decisão, e tomando a decisão, ainda vai continuar ali, até você ter resultados.

E pode ser ruim. A dor pode ficar mais forte, mas não dura muito tempo se você estiver fazendo do jeito certo.

Não adianta ficar esperando as coisas melhorarem ou os problemas desaparecerem. Temos que tomar decisão e seguir fazendo, mesmo que seja dolorido.

Talvez eu esteja sendo meio dura agora.

Mas a verdade é essa.

Existem caminhos que podem ser seguidos que vão te levar até as suas metas, de uma forma mais leve e inteligente. Mas isso não significa que será livre de dificuldades, de frustrações.

As pessoas encaram uma jornada em busca de suas metas de saúde e de sucesso como se existisse uma linha de chegada. Mas não existe linha de chegada.

Da mesma forma que não existe uma linha reta nessa caminhada!

Decidir fazer o que precisa ser feito para se ter uma vida com saúde e sucesso, é para vida toda. Não existe um botão para ligar e começar um novo jogo.

Você vai começar alguma coisa e vai errar. E vai sofrer com esse erro. E não existe outro caminho nesse sentido.

Você vai precisar arrumar soluções para seguir com o seu objetivo. Ou você pode ficar se lamentando... Tudo é uma decisão. Assim é no emagrecimento, carreira, amor, espiritualidade... em todas as áreas e pilares.

Descobri isso através de todas as experiências que eu revelei para você até aqui. Eu não sei quais decisões você já tomou. Seja qual for, parabéns!

Repare em quantas novas decisões você já tomou nas últimas horas, ou nos últimos dias, ou nos últimos meses.

E o mais importante, veja os efeitos de suas atitudes e, se for o caso, quais são os efeitos da falta de atitude.

Faça uma comparação... A decisão que você precisa tomar vai te levar a um lugar melhor?

Você acredita que estaria mais feliz se você tivesse resultados em cima das decisões que você tem deixado de tomar? Se sim, você estaria disposta a encarar dificuldades, barreiras, até que você possa obter resultados positivos de suas decisões?

Vamos lá... Estamos falando da sua felicidade, do seu propósito, da sua vida com mais saúde e sucesso. Vale enfrentar o que está por trás da sua decisão para essa realização?

Ser feliz é uma realização. E não estou falando de ser feliz o tempo todo, mas se for para chorar, que seja por algo maior, por algo que possa te trazer resultados positivos em sua vida, por algo que possa te trazer mais realizações ao invés de prazeres momentâneos.

E tenha uma única certeza: seja qual for a decisão que você resolveu encarar, a sua saúde é o principal veículo para essa caminhada.

Espero que esteja claro que saúde não é só emagrecimento. Emagrecer e se manter magro(a) é uma consequência.

Então, por favor, espero que ao final dessa conversa, que em vez de você ficar se questionando quantos quilos você terá que perder para ter uma vida com saúde e sucesso, você passe a se questionar o seguinte...

Quantos anos a mais você quer viver?

Que momentos especiais você não quer perder?

Quais doenças você quer eliminar os riscos de desenvolver?

Qual corpo você quer ter?

E, principalmente...

Como se organizar para ter uma vida mais saudável?

Eu posso dizer que algumas dessas respostas dependem só de você. Porém, a última eu posso te ajudar além desse livro.

Então é isso... Esse era o meu último recado.

> *Não existe mágica. Existe uma decisão e o que será feito para seguir com essa decisão, independente do resultado.*

Combinado?

E agora um convite especial que eu guardei para você.

Preparados?

Deixa-me falar o que eu preparei para deixar a nossa rotina ainda mais completa.

Esse livro será continuamente atualizado, com novos conceitos, histórias e processos para te ajudar a alcançar as suas metas.

E nessa primeira versão, eu decidi fazer algo bem especial. Eu vou liberar, como bônus, uma série de áudios, te guiando por 7 dias, em uma rotina junto comigo.

Eu vou aprofundar nos conceitos do método. Vou te contar algumas histórias inspiradoras e de superação, e ainda, vou te dar conselhos práticos para o seu dia a dia.

Você pode me mandar uma mensagem no Instagram: @cleidestabile. A minha equipe vai te apresentar o procedimento para liberar os áudios.

Caso queira saber sobre os nossos programas de emagrecimento e vida saudável, é só acessar o link na Bio do meu Instagram.

www.ingramcontent.com/pod-product-compliance
Lightning Source LLC
Chambersburg PA
CBHW070130260726
48658CB00001B/345